Inga Gebuhr

Bedeutung der α-Mannosidase I und RHAMM bei der T-Zellaktivierung

Inga Gebuhr

Bedeutung der α-Mannosidase I und RHAMM bei der T-Zellaktivierung

Südwestdeutscher Verlag für Hochschulschriften

Impressum / Imprint

Bibliografische Information der Deutschen Nationalbibliothek: Die Deutsche Nationalbibliothek verzeichnet diese Publikation in der Deutschen Nationalbibliografie; detaillierte bibliografische Daten sind im Internet über http://dnb.d-nb.de abrufbar.

Alle in diesem Buch genannten Marken und Produktnamen unterliegen warenzeichen-, marken- oder patentrechtlichem Schutz bzw. sind Warenzeichen oder eingetragene Warenzeichen der jeweiligen Inhaber. Die Wiedergabe von Marken, Produktnamen, Gebrauchsnamen, Handelsnamen, Warenbezeichnungen u.s.w. in diesem Werk berechtigt auch ohne besondere Kennzeichnung nicht zu der Annahme, dass solche Namen im Sinne der Warenzeichen- und Markenschutzgesetzgebung als frei zu betrachten wären und daher von jedermann benutzt werden dürften.

Bibliographic information published by the Deutsche Nationalbibliothek: The Deutsche Nationalbibliothek lists this publication in the Deutsche Nationalbibliografie; detailed bibliographic data are available in the Internet at http://dnb.d-nb.de.

Any brand names and product names mentioned in this book are subject to trademark, brand or patent protection and are trademarks or registered trademarks of their respective holders. The use of brand names, product names, common names, trade names, product descriptions etc. even without a particular marking in this works is in no way to be construed to mean that such names may be regarded as unrestricted in respect of trademark and brand protection legislation and could thus be used by anyone.

Coverbild / Cover image: www.ingimage.com

Verlag / Publisher:
Südwestdeutscher Verlag für Hochschulschriften
ist ein Imprint der / is a trademark of
AV Akademikerverlag GmbH & Co. KG
Heinrich-Böcking-Str. 6-8, 66121 Saarbrücken, Deutschland / Germany
Email: info@svh-verlag.de

Herstellung: siehe letzte Seite /
Printed at: see last page
ISBN: 978-3-8381-3576-2

Zugl. / Approved by: Berlin, Charité, Diss., 2009

Copyright © 2012 AV Akademikerverlag GmbH & Co. KG
Alle Rechte vorbehalten. / All rights reserved. Saarbrücken 2012

Inhaltsverzeichnis

Abkürzungsverzeichnis _____ 3

1 **Einleitung** _____ 4

   1.1 Identifizierung von α-Mannosidase I und RHAMM als potentielle Biomarker nach Transplantation _____ 4

   1.2 Aktivierung von T-Zellen _____ 6

   1.3 α-Mannosidase I _____ 7
      1.3.1 Rolle bei der N-Glycan-Biosynthese _____ 7
      1.3.2 Eigenschaften _____ 8

   1.4 N-Glycane und ihre Rolle bei der T-Zellaktivierung _____ 14

   1.5 Rezeptor für Hyaluronan-vermittelte Migration (RHAMM) ___ 16
      1.5.1 Hyaluronan _____ 16
      1.5.2 Eigenschaften _____ 17

   1.6 RHAMM und das Immunsystem _____ 19

2 **Aufgabenstellung** _____ 21

3 **Material und Methoden** _____ 22

   3.1 Material _____ 22
      3.1.1 Antikörper für die T-Zellstimulation _____ 22
      3.1.2 Antikörper, Konjugate und Puffer für die Durchflußzytometrie __ 22
      3.1.3 Chemikalien _____ 22
      3.1.4 Enzyme und Reaktionspuffer _____ 23
      3.1.5 Geräte _____ 23
      3.1.6 Kits _____ 24
      3.1.7 Medien _____ 24
      3.1.8 Mikroorganismen, Zelllinien und Versuchstiere _____ 24
      3.1.9 Plasmide _____ 25
      3.1.10 Primer und Sonden _____ 25
      3.1.11 Puffer _____ 26
      3.1.12 siRNAs _____ 27
      3.1.13 Software _____ 27
      3.1.14 Verbrauchsmaterialien _____ 27

   3.2 Methoden _____ 28
      3.2.1 Methoden der Zellkultur _____ 28
      3.2.2 Molekularbiologische Methoden _____ 33
      3.2.3 Herstellung des α-Mannosidase-I-Retrovirus _____ 35
      3.2.4 Transplantation _____ 42
      3.2.5 Statistik _____ 42

4 Ergebnisse — 43

4.1 α-Mannosidase I — 44
- 4.1.1 Nachweis und Inhibierung der Aktivität — 44
- 4.1.2 Transkriptionelle Regulation — 49
- 4.1.3 Die α-Mannosidase I in $CD4^+$-T-Zellen — 50
- 4.1.4 Bestimmung der α-Mannosidase-I-Aktivität in T-Zellsubpopulationen — 57
- 4.1.5 Die α-Mannosidase I in naiven und memory T-Zellen — 58
- 4.1.6 Überexpression der α-Mannosidase I — 64
- 4.1.7 Zusammenfassung der α-Mannosidase-I-Ergebnisse — 66

4.2 Rezeptor für Hyaluronan-vermittelte Migration (RHAMM) — 67
- 4.2.1 Transkriptionelle Regulation — 67
- 4.2.2 Transkriptionelle Regulation der Isoformen — 68
- 4.2.3 Inhibierung von RHAMM in T-Zellen — 71
- 4.2.4 RHAMM *in vivo* — 75
- 4.2.5 Zusammenfassung der RHAMM-Ergebnisse — 78

5 Diskussion — 79

5.1 α-Mannosidase I — 79
- 5.1.1 Nachweis und Inhibierung der α-Mannosidase-I-Aktivität — 79
- 5.1.2 Auswirkungen der veränderten α-Mannosidase-I-Aktivität auf die N-Glycanstruktur von Zelloberflächenproteinen — 80
- 5.1.3 Transkriptionelle Regulation der α-Mannosidase I während der T-Zellaktivierung — 85
- 5.1.4 Effekte der veränderten α-Mannosidase-I-Aktivität auf die T-Zellaktivierung — 87

5.2 Rezeptor für Hyaluronan-vermittelte Migration (RHAMM) — 96
- 5.2.1 Transkriptionelle Regulation — 96
- 5.2.2 Inhibition — 98
- 5.2.3 T-Zellaktivierung — 99
- 5.2.4 RHAMM *in vivo* — 99

6 Zusammenfassung — 101
6.1 α-Mannosidase I — 101
6.2 Rezeptor für Hyaluronan-vermittelte Migration (RHAMM) — 101

7 Literaturverzeichnis — 102

Danksagung — 109

Abkürzungsverzeichnis

αMann	α-Mannosidase I
APC	Antigen-präsentierende Zelle
CD	Differenzierungscluster
Dol	Dolichol
ER	Endoplasmatisches Retikulum
ERAD	ER-assoziierte Degradation
ERGIC	ER-Golgi intermediäres Kompartment
GA	Golgi Apparatus
Glc	Glucose
GlcNAc	N-Acetyl-Glucosamin
HMW	hochmolekulargewichtig
IFN-γ	Interferon-γ
IL-2	Interleukin-2
Man	Mannose
Kif	Kifunensine
L-Glut	L-Glutamin
LMW	niedrigmolekulargewichtig
PBMCs	periphere mononukleare Blutzellen
PHA-L	Phaseolus vulgaris Leucoagglutinin
PNA	Peanut Agglutinin
RHAMM	Rezeptor für Hyaluronan-vermittelte Migration
TCR	T-Zellrezeptor

1 Einleitung

1.1 Identifizierung von α-Mannosidase I und RHAMM als potentielle Biomarker nach Transplantation

In den 50er Jahren des 20. Jahrhunderts wurden die ersten erfolgreichen Nieren- und Knochenmarktransplantationen durchgeführt. Seitdem erweiterte sich kontinuierlich das Spektrum der durchführbaren Organverpflanzungen. Mit der Entdeckung der ersten Immunsuppressiva konnte die Überlebensdauer der Spenderorgane und damit die Lebenserwartung der Empfänger drastisch verlängert werden. Heutzutage ist die Transplantation Standardtherapie für Patienten mit terminalem Organversagen (1). In den letzten 60 Jahren wurden viele Mechanismen, die zu einer akuten oder chronischen Abstoßung der transplantierten Organe führen, aufgedeckt. Deren Beeinflussung und Unterdrückung ist durch eine ständig wachsende Anzahl von verschiedenartigen Medikamenten realisierbar, wodurch die Funktion und Lebensdauer verpflanzter Organe erheblich verbessert werden kann. Jedoch konnte das wichtigste Ziel, die Induktion einer andauernden pharmakonunabhängigen organspezifischen Toleranz des Empfängers gegenüber dem Spenderorgan, noch nicht erreicht werden. Die Notwendigkeit, den Immunstatus des transplantierten Patienten zuverlässig und nicht-invasiv bestimmen zu können, ist unbestritten. Die Erfassung des immunologischen Zustands des Patienten hilft bei der Optimierung der immunsupressiven Therapie. Die Identifizierung des toleranten Zustands würde die weitere Medikamenteneinnahme überflüssig machen, wodurch karzinogene und letale Nebenwirkungen, die mit der Langzeitapplikation einhergehen, minimiert werden könnten. Außerdem fördert sie das Verständnis für die Prozesse, die zum toleranten Zustand bzw. zur akuten und chronischen Abstoßung führen (2). Es wurden eine Reihe von *ex vivo*-Testverfahren entwickelt, um bestimmte Aspekte der Immunantwort gegenüber dem körperfremden Organ zu erfassen. Eine Möglichkeit besteht in der Identifizierung von Genmarkern, die den aktuellen Status der Immunantwort (Abstoßung/Toleranz) anzeigen und für die Vorhersage des weiteren Verlaufs herangezogen werden können. In Biopsien von verpflanzten Nieren und Herzen konnte der *Fas*-Ligand als früher Marker einer akuten Abstoßung identifiziert werden (3-5). Weitere vielversprechende Gene sind *Perforin* und *Granzyme-B*. Sowohl in den peripheren mononuklearen Blutzellen (PBMCs) als auch in den urinalen Zellen von nierentransplantierten Patienten wurde eine erhöhte Perforin- und Granzyme-B-mRNA-Expression im Zuge einer akuten Abstoßungsreaktion beobachtet (6-8). Es werden nicht nur einzelne ausgewählte Marker hinsichtlich ihres Potentials als Diagnosehilfsmittel getestet, sondern auch globale Genexpressionsprofile, deren Charakteristika für die Feststellung und Voraussage einer Abstoßungsreaktion herangezogen werden sollen (9, 10). In den seltensten Fällen entwickeln transplantierte Patienten eine anhaltende medikamentfreie Toleranz gegenüber dem Transplantat.

Einleitung

Im Tiermodell kann eine Toleranz zum einen über die Blockade von kostimulatorischen Wechselwirkungen induziert werden. Ein Beispiel dafür ist CTLA4Ig; dieses lösliche Rezeptor-Immunglobulin-Fusionsprotein verfügt über eine höhere Affinität zu den Liganden B7-1 und B7-2 als das kostimulatorische Molekül CD28 (11). Zum anderen kann das T-Zellrezeptorsignal durch monoklonale anti-CD4 Antikörper beeinflusst werden. Dabei unterscheidet man depletierende Antikörper, die zu einer Reduktion der T-Zellen führen, und nicht-depletierende, die die CD4-Moleküle blockieren (12). Der anti-CD4-Antikörper RIB5/2 ist ein nicht-depletierender, durch dessen Applikation eine andauernde Toleranz des Empfängertieres gegenüber MHC-inkompatiblen Spenderorganen induziert werden kann (13, 14). Wird der RIB5/2-Antikörper durch einen wirkungsfreien Kontroll-Antikörper ersetzt, erfolgt eine akute Abstoßung des Transplantates innerhalb von sechs Tagen nach Organverpflanzung. Dieses Modell wurde zur Identifikation neuer diagnostischer Marker herangezogen. Aus Tieren, die den anti-CD4- oder Kontroll-Antikörper erhalten haben, wurden die Transplantat-infiltrierenden Leukozyten am Tag 5 nach Organverpflanzung isoliert und deren Genexpression analysiert. Gene, die zu diesem Zeitpunkt unterschiedlich exprimiert waren, wurden hinsichtlich ihrer zeitlichen Regulation weiter untersucht (15). Auf diesem Weg war es möglich, ein Set an Markern zu identifizieren, deren Expression im direkten Zusammenhang mit der Entwicklung einer Toleranz bzw. einer Abstoßungsreaktion stand. Zu der Gruppe der Toleranz-assoziierten gehörte ein bis dahin völlig unbekanntes Gen. Dieses ist heute unter dem Namen *Toag-1* (Toleranz-assoziiertes Gen 1) bekannt und wurde jüngst beschrieben (16). Neben dem neuen konnte ein weiterer vielversprechender Toleranzmarker identifiziert werden. Das Gen *Man1a*, welches die α-Mannosidase I (Mitglied 1A) codiert und im Zusammenhang mit der Transplantationstoleranz bis dato noch nicht in Erscheinung trat. Auch in der Gruppe der Abstoßungs-assoziierten Marker wurde ein Kandidat identifiziert, über dessen Rolle bei der Rejektion kaum etwas bekannt ist – *Hmmr*. Dieses Gen codiert den Rezeptor für die Hyaluronan-vermittelte Migration (RHAMM). Die Rolle der α-Mannosidase I und des Rezeptors RHAMM für die Entwicklung der Organtoleranz bzw. -abstoßung ist bis heute kaum untersucht worden. In der hier vorliegenden Arbeit werden erste Aspekte der Bedeutung aufgezeigt.

1.2 Aktivierung von T-Zellen

Transplantierte Organe exprimieren MHC-Moleküle des Spenders, die von den T-Zellen des Empfängers als „fremd" identifiziert werden und die T-Zell-vermittelte Immunantwort auslösten (17). Die Erkennung kann direkt erfolgen über die allogenen MHC-Moleküle der Spenderzellen oder indirekt über Antigen-präsentierende Zellen (APC) des Empfänger, die über den Empfänger-eigenen MHC-Komplex Peptide des fremden MHC-Moleküls präsentieren (18). Es wird vermutet, dass der direkte Weg hauptsächlich für eine akute Abstoßungsreaktion und der indirekte für eine chronische Rejektion verantwortlich ist (19, 20). Für die vollständige Aktivierung einer T-Zelle sind zwei verschiedene, jedoch synergistisch wirkende Signale notwendig (21). Das erste wird verursacht durch das Antigen und seine Erkennung durch den T-Zellrezeptor (TCR). Das zweite, auch kostimulatorische genannte, ist antigen-unspezifisch. Eine Vielzahl an T-Zellmolekülen ist in der Lage, als kostimulatorischer Rezeptor zu fungieren. Das Bestbeschriebene ist CD28 und seine Liganden B7-1 und B7-2 (22, 23). Das Eintreten bzw. Ausbleiben des zweiten Signals ist entscheidend für die weitere Entwicklung der T-Zelle. Wurde das Antigen erkannt und erfolgte die Korezeptorbindung, ist es weiterhin noch notwendig, dass sich eine ausreichende Anzahl an T-Zellrezeptoren zusammengelagert hat, damit das Aktivierungssignal in die Zelle weitergeleitet wird. Ist dies erfolgt, beginnt die naive ruhende Zelle zu proliferieren, um möglichst viele Tochterzellen, die später in T-Effektorzellen ausdifferenzieren, zur Verfügung zu stellen. Eine nicht vollständig aktivierte T-Zelle (fehlendes zweites Signal oder TCR-Mindestanzahl nicht erreicht) verfällt in Anergie bzw. unterläuft der Apoptose (24, 25). Die Proliferation und Differenzierung einer aktivierten T-Zelle wird von Interleukin-2 (IL-2) gesteuert, welches die aktivierten T-Zellen selbst produzieren. Die Antigenerkennung über den TCR führt bereits zur Bildung verschiedener Transkriptionsfaktoren, die u. a. die Transkription von IL-2 aktivieren, jedoch erst die Signalgebung über CD28 führt zu einer permanenten Synthese und Freisetzung. Die frühe Phase der T-Zellaktivierung ist gekennzeichnet durch die Expression von CD69 (26). Die genaue Rolle von CD69 ist jedoch noch unklar (27). Wurde eine T-Zelle aktiviert, beginnt die Proliferation und Differenzierung. Zwei Hauptpopulationen werden in Abhängigkeit der sekretierten Zytokine gebildet. T_H1-Zellen bilden IL-2 und Interferon-γ (IFN-γ), wodurch die zelluläre Immunantwort gefördert wird, während T_H2-Zellen über die Ausschüttung von IL-4 und IL-5 die Reifung von B-Zellen positiv beeinflussen und die humorale Immunantwort aktivieren (18).

1.3 α-Mannosidase I

1.3.1 Rolle bei der N-Glycan-Biosynthese

Eine der häufigsten posttranslationalen Modifikationen von Proteinen ist die N-gekoppelte Glycosylierung. Potentielle N-Glycan-Anheftungsstellen sind Aminosäuretriplets mit der Abfolge Arg-X-Ser oder Thr, wobei X kein Prolin sein kann. Die Verankerung von Zuckerresten schützt Proteine vor proteolytischer Degradation, verändert die Rezeptoraffinität zu seinem Liganden, dient als intrazelluläres Transportsignal und beeinflusst auf Zelloberflächenproteinen das Wachstum und Bewegungsverhalten von Zellen. Die Biosynthese ist hinlänglich untersucht und beschrieben worden (28-30). Wichtige für das Verständnis notwendige Fakten sind in Abb. 1 dargestellt und werden kurz erläutert.

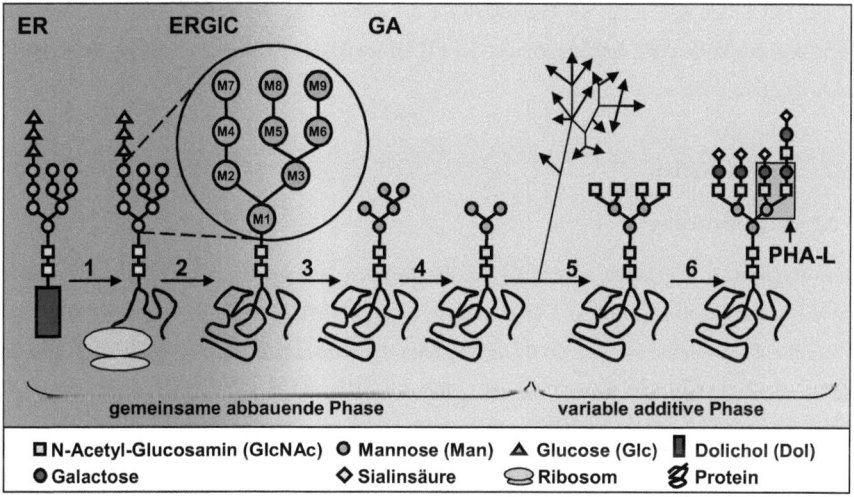

Abb. 1 Biosynthese von N-Glycanen: (Ausschnitt, modifiziert nach 81)
1 - Oligosaccharyltransferase-Komplex; 2 - Glucosidase I und II; 3 - α-Mannosidase I; 4 - α-Mannosidase II;
5 - N-Acetyl-Glucosaminyltransferasen; 6 - diverse Transferasen; ER: endoplasmatisches Retikulum;
ERGIC: ER-Golgi intermediäres Kompartment; GA: Golgi Apparatus

Die Bildung der N-Glycane kann in zwei Abschnitte unterteilt werden - in einen gemeinsamen abbauenden und einen variablen additiven Teil. Beide Phasen finden in unterschiedlichen Zellorganellen statt. Der Startpunkt befindet sich im endoplasmatischen Retikulum (ER). Dort liegt ein Vorläufer-Oligosaccharid vor, welches an einen Dolichol-Träger gekoppelt ist ($Glc_3Man_9GlcNAc_2$-Dol). Diese Zuckerstruktur wird *en bloc* durch den Oligosaccharyltransferase-Komplex an das naszierende Protein transferiert. Mit der Verankerung beginnt der gemeinsame abbauende Abschnitt, den alle N-Glycane durchlaufen. Die terminal gebundenen Glucose-Reste

Einleitung

werden von den Glucosidasen I und II abgespalten. Beide Enzyme sind Bestandteile des Calnexin/Calreticulin-Zyklus, der eine wichtige Rolle bei der Überprüfung der Proteinfaltung spielt. Die α-1,2-gebundenen Mannose-Reste M4, M7, M8 und M9 werden von der α-Mannosidase I hydrolysiert. Während der Prozessierung erfolgt der Transport des Glycoproteins vom ER über das ERGIC (ER-Golgi intermediäres Kompartment) in den Golgi Apparatus (GA). Die α-Mannosidase II spaltet den α-1,3-gebundenen M5- und α-1,6-verknüpften M6-Mannose-Rest ab. Mit der Entstehung der $Man_3GlcNAc_2$-Struktur ist der gemeinsame Teil abgeschlossen, und der variable additive beginnt. Dieser Abschnitt stellt sich als äußerst feinreguliertes System dar, mit einer Vielzahl an Verzweigungen, die an dieser Stelle nicht dargestellt bzw. erläutert werden können. Herausgestellt sei jedoch der Prozessionsast über die Gruppe der N-Acetyl-Glucosaminyltransferasen, die nacheinander jeweils zwei GlcNAc-Moleküle an die Mannose-Reste M2 und M3 heften und somit die Grundlage für die Entstehung von PHA-L-reaktiven Strukturen bilden. Auf die Rolle der Transferasen und der PHA-L-reaktiven Strukturen wird in einem späteren Abschnitt detaillierter eingegangen.

1.3.2 Eigenschaften

1.3.2.1 Klassifizierung

Die α-Mannosidasen gehören zu den Glycosylhydrolasen und werden in zwei Klassen unterteilt. Klasse I α-Mannosidasen (EC 3.2.1.113) spalten spezifisch α-1,2-gebundene Mannose und werden als Familie 47 zusammengefasst (31). Die Vertreter der Klasse II können sowohl α-1,3- also auch α-1,6-gebundene Mannose prozessieren und gehören der Familie 38 an (32-34).

1.3.2.2 Mitglieder

Derzeit sind vier humane (1A1, 1A2, 1B, 1C) und drei murine (1A, 1B und 1C) α-Mannosidasen I (αMann) bekannt (35-41). Innerhalb einer Spezies sind die Aminosäuresequenzen der einzelnen Vertreter einander sehr ähnlich. Die humanen Mitglieder 1A1 und 1B sind zu 64 % homolog. Zwischen den Arten ist ein hohes Maß an Identität festzustellen, die Sequenzen der humanen und murinen αMann1B sind zu 95 % übereinstimmend (36). Jede α-Mannosidase I wird im humanen und murinen Genom von einem eigenständigen Gen codiert, welches aus 12 oder 13 Exons aufgebaut ist. Die Nukleinsäuresequenzen weisen nur bedingt Ähnlichkeiten auf. Die Entstehung der Mitglieder durch Duplikation eines gemeinsamen Vorläufergens ist somit nicht sehr wahrscheinlich. Bemerkenswert ist die Verteilung der Gene im Genom. Jeder Vertreter befindet sich auf einem anderen Chromosom, wodurch die Frage aufgeworfen werden kann, ob die Funktion der α-Mannosidase I so essentiell ist, dass die genetische Information zur Expression des Enzyms mehrfach gespeichert werden muss. Das Gen *MAN1A1* befindet sich im Chromosomabschnitt 6q22.31 (murines Ortholog *Man1a* auf 10B3), *MAN1B* auf 9q34.3 (murines Ortholog *Man1b* auf 3F2) und das Gen *MAN1C1* auf 1p35 (murines Ortholog *Man1c* auf 4D3). Für das Gen *MAN1A2*, welches im Bereich 1p13 und damit auf dem gleichen Chromosom wie *MAN1C* lokalisiert ist, wurde bis jetzt kein murines Ortholog beschrieben (36, 38, 41-45).

1.3.2.3 Proteinstruktur

Trotz der Unterschiede in den Nuklein- und Aminosäuresequenzen verfügen alle Mitglieder über eine gemeinsame Grundproteinstruktur. α-Mannosidasen der Klasse I sind Typ II Transmembranproteine, und ihre Aktivität ist kalziumabhängig (35, 38, 41, 46). Sie gehören zu den Glycoproteinen und bestehen aus drei Domänen: einer kurzen zytoplasmischen, einer hydrophoben transmembranen und einer langen luminalen. Das aktive Zentrum befindet sich C-terminal in der langen Domäne (35, 36, 38, 41, 46). Die Struktur des katalytischen Bereichs sowie die Substrat- bzw. Inhibitor/Enzymbindung konnten anhand der murinen αMann1A und der humanen αMann1B aufgeklärt werden (31, 47, 48). In der langen Domäne befindet sich ein $(\alpha\alpha)_7$-Fass, das aus 14 aufeinanderfolgenden α-Helices gebildet wird, die von außen nach innen alternieren. Die in- bzw. auswendigen Spiralen sind zu einander parallel, die inneren zu den äußeren antiparallel angeordnet. Die Struktur wird durch eine Disulfidbrücke stabilisiert. Das Fass verfügt über eine schmale und eine breite Öffnung. An der schmalen sind die inneren und äußeren Helices über kurze Schleifen verbunden, an der breiten über komplexe β-Stränge. Das C-terminale Ende der aktiven Domäne besteht aus einer β-Haarnadel, die durch die schmale Öffnung in das Innere des Fasses führt. Damit wird das schmale Ende geschlossen, und vom breiten Ende her entsteht eine kegelstumpfförmige Vertiefung, an deren Boden, der von der Spitze der β-Haarnadel gebildet wird, sich das aktive Zentrum befindet.

1.3.2.4 Substratspezifität

Klasse I α-Mannosidasen spalten spezifisch α-1,2-gebundene Mannose in Abhängigkeit von Kalzium. Werden Metallionen von einem Protein gebunden, geschieht das meist zum Schutz vor Proteolyse und Hitzedenaturierung. Im Fall der α-Mannosidasen I übernimmt das Ion eine weitere wichtige Funktion. Die Bindungsstelle befindet sich direkt am aktiven Zentrum. Durch diese räumliche Nähe ist es Bestandteil der Enzym/Substratbindung und mit verantwortlich für die Spezifität der α-Mannosidasen I (31). Jedes Mitglied der α-Mannosidasen I ist in der Lage, die $Man_9GlcNAc_2$-Struktur zur $Man_5GlcNAc_2$ zu reduzieren (Abb. 1). In ihrer Substratspezifität unterscheiden sie sich darin, in welcher Reihenfolge und mit welcher Geschwindigkeit die Mannose-Reste gespalten werden (36, 37, 49, 50). Die genaue Koordination der einzelnen α-Mannosidasen I in der Zelle ist bis jetzt noch nicht geklärt. Von der αMann1B ist bekannt, dass sie bevorzugt den mittleren Mannose-Rest M8 prozessiert. Diese Hydrolyse kann bereits stattfinden, noch bevor die Glucosidasen I und II die terminal gebundenen Glucose-Reste an M7 entfernt haben. Damit wird deutlich, dass die unter Punkt 1.3.1 beschriebenen Schritte 1 und 2 der N-Glycan-Biosynthese nicht streng linear ablaufen und nicht nur reduzierende Funktionen haben. Die Koordination der Abspaltungsschritte der Glucosidasen I und II sowie der α-Mannosidase I spielt eine wichtige Rolle bei der ER-assoziierten Degradation (ERAD) von falsch gefalteten Proteinen (51-53). Weiterhin unklar ist, ob der funktionelle Ausfall eines Vertreters von den verbleibenden Mitgliedern vollständig kompensiert werden kann. Bis heute wurde kein α-Mannosidase-I-assoziiertes Syndrom beschrieben. Die negative Beweisführung ist jedoch nicht zulässig. Es ist zu vermuten, dass eine Störung der α-Mannosidase-I-Aktivität letale Auswirkungen hat. Vor kurzem gelang es L. O. Tremblay, eine defiziente Maus für das Mitglied *Man1b* zu generieren. Die embryonale Entwicklung dieser Tiere, die nur über eine Genotypisierung identifizierbar sind, unterscheidet sich kaum von der zu Wildtypmäusen. Zum Zeitpunkt der Geburt sind jedoch die Lungen deutlich unterentwickelt. In den ersten Lebensstunden treten vermehrt Atemwegserkrankungen auf, und binnen 12 Stunden versterben die Tiere an Blausucht (43). Das zeigt, dass das Ausschalten nur eines Mitgliedes bereits fatale Auswirkungen hat. Außerdem wird deutlich, dass der funktionelle Ausfall einer α-Mannosidase I von den verbleibenden Vertretern nicht vollständig kompensiert werden kann, und dass die mehrfache Verschlüsselung für die Expression der α-Mannosidase I vorrangig nicht aus Schutz vor Mutationen eingetreten ist, sondern andere Ursachen haben muss.

1.3.2.5 Ansässigkeit in der Zelle

Wie schon bei der Substratspezifität deutlich wurde, können die α-Mannosidasen I in einem Punkt gleiche und verschiedene Attribute in sich vereinen, auch bzgl. ihrer Ansässigkeit in der Zelle. Zu Beginn wurde angenommen, dass eine ER-ansässige und eine Golgi-spezifische α-Mannosidase I existieren. Deshalb wurde das Mitglied αMann1B erst als ER-α-Mannosidase I und der Vertreter 1A1 als Golgi-α-Mannosidase I benannt (38, 39, 50, 54). Jüngst konnte im ER-Golgi intermediären Kompartiment (ERGIC), das den Transport vom ER zum Golgi realisiert, α-Mannosidase-I-Aktivität nachgewiesen werden, wodurch klar wurde, dass diese strikte Zellorganellaufteilung nicht zutrifft (55). Alle Mitglieder sind in beiden Zellbestandteilen anzutreffen, jedoch halten sie sich in einem der beiden bevorzugt auf (56).

1.3.2.6 Gewebsexpression

Die Mitglieder der Klasse I α-Mannosidasen unterscheiden sich auch in ihrer Gewebsexpression. Das Mitglied *Man1b* wird z. B. in den Fortpflanzungsorganen stark exprimiert. Der Vertreter *Man1c* wird in der Leber aber nur in einem sehr geringen Maße abgelesen. Für die *Man1a* wurde eine starke Expression in Lymphozyten und in der Milz festgestellt (36-38, 40, 43, 49). Daher lässt sich vermuten, dass der Toleranz-assoziierte Vertreter *Man1a* hauptsächlich verantwortlich ist für die enzymatische Funktion der α-Mannosidase I in T-Zellen.

1.3.2.7 Inhibition

Die Klasse I α-Mannosidasen unterscheiden sich in ihrer Substratspezifität, Zellorganellansässigkeit und Gewebsexpression. Sie gleichen sich in der Struktur ihres aktiven Zentrums, ihrer Kalziumabhängigkeit und der Möglichkeit, ihre enzymatische Aktivität zu inhibieren. Alle Vertreter können von der Substanz Kifunensine (Kif) inhibiert werden. Wie den α-Mannosidasen I zueigen, geht auch dieses Merkmal mit Besonderheiten einher. Kifunensine (ehemals Substanz FR-900494) wird von einem Pilz produziert. Zunächst war er als Actinomycete – *Kitasatosporia kifunense* Stamm Nr. 9482 – bekannt, wurde dann als *Streptomyces kifunensis* reklassifiziert, bis die 16S-rRNA-Analyse die Eigenständigkeit der Gattung *Kitasatospora* aufdeckte und der Name in *Kitasatospora kifunensis* comb. nov. geändert wurde (57-61). Mit der Strukturaufklärung (Abb. 2) erfolgte die Benennung auf Kifunensine – nach dem Fundort des Pilzes am Berg Kifune in Japan (62, 63). Kurze Zeit später war es möglich, den Inhibitor zu synthetisieren (64-68). Kifunensine ist aus einem Piperidin- und Imidazolidin-Ring aufgebaut und ein Derivat von 1-Amino-Mannojirimycin (Abb. 2), das schwach inhibitorische Eigenschaften gegenüber der α-Mannosidase aus der Jackbohne besitzt (65). Auf Grund dieser Strukturverwandtschaft wurde Kifunensine intensiv auf seine Fähigkeit, Glycoprotein-processierende Enzyme zu beeinflussen, hin

Einleitung

untersucht. Es stellte sich dabei heraus, dass Kifunensine exklusiv α-Mannosidasen der Klasse I inhibiert (69). Es sind einzelne Veröffentlichungen zu finden, in denen proklamiert wird, dass das ER über eine Kifunensine-resistente α-Mannosidase I verfügt (69-71). Die dazu gehörigen Originaldaten wurden jedoch nicht veröffentlicht, bzw. es konnte geklärt werden, dass die vermeintlich Kifunensine-resistente α-Mannosidase der Klasse II angehört (69). Kifunensine ist strukturell verwandt mit dem

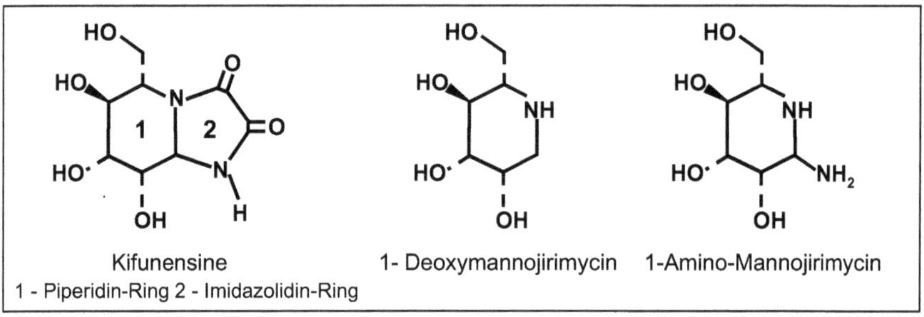

Kifunensine
1 - Piperidin-Ring 2 - Imidazolidin-Ring

1- Deoxymannojirimycin

1-Amino-Mannojirimycin

Abb. 2   Struktur von Kifunensine, 1-Deoxymannojirimycin und 1-Amino-Mannojirimycin

Glucosidase I und II-Inhibitor 1-Deoxymannojirimycin (Abb. 2), der ebenfalls schwach inhibitorische Wirkung auf Klasse I α-Mannosidasen besitzt. Im Zuge der Strukturaufklärung der α-Mannosidase I konnte die Interaktion der Inhibitoren und deren unterschiedlich stark inhibitorische Wirkung geklärt werden (31). Die Substanzen interagieren direkt mit der β-Haarnadel, die das aktive Zentrum darstellt. Beide enthalten einen Piperidin-Ring, mit dem sie das Substrat Mannose imitieren. Das Besondere dabei ist nicht nur, dass sowohl das Substrat und die Inhibitoren an die gleiche Stelle im Protein binden, sondern dass an beiden Bindungen das Kalziumion beteiligt ist. Weiterhin ungewöhnlich ist, dass die Inhibitoren nur eine geringfügige Konformationsänderung bewirken. Kifunensine (IC_{50} = 0,5 µM) ist ein sehr viel potenterer Inhibitor als 1-Deoxymannojirimycin (IC_{50} = 100 µM). Der Grund dafür ist in dem zusätzlichen Imidazolidin-Ring zu suchen, der ebenfalls mit der α-Mannosidase I interagiert. Die genaue Wechselwirkung ist jedoch noch nicht vollständig aufgeklärt (37, 38, 46, 49, 50). Kifunensine inhibiert ausschließlich α-Mannosidasen der Klasse I und wurde hier verwendet, um die α-Mannosidase-I-Aktivität in T-Zellen zu unterbinden und die Auswirkungen der verminderten Aktivität auf das Verhalten der T-Zellen zu untersuchen. Bis heute gibt es keine Hinweise darauf, dass Kifunensine neben der oben genannten Fähigkeit weitere Effekte vermittelt. Das Nichtvorhandensein an Hinweisen kann jedoch nicht als Beweis dienen, weitere Eigenschaften auszuschließen.

Einleitung

1.3.2.8 Nachweis

Im Abschnitt 1.3.1 wurden bereits die PHA-L-reaktiven N-Glycane erwähnt (Abb. 1). Diese Struktur ist kein direktes Produkt der α-Mannosidase I, jedoch ist sie in ihrer Entstehung unmittelbar von ihr abhängig. Somit kann von der Existenz von PHA-L-reaktiven N-Glycanen an Oberflächenproteinen auf die Aktivität der α-Mannosidase I qualitativ zurückgeschlossen werden. Dieser Zusammenhang bildet die Grundlage für den hier entwickelten α-Mannosidase-I-Aktivitätsnachweis mit PHA-L. PHA (*Phaseolus vulgaris*-Agglutinin) ist ein Lektin, das aus dem Samen der roten Gartenbohne (*Phaseolus vulgaris*) isoliert wurde. Es ist aus jeweils vier Untereinheiten aufgebaut, diese werden in zwei Typen unterteilt (72). Die Untereinheit E ist hauptsächlich an der Agglutination von Erythrozyten beteiligt, wohingegen die Untereinheit L für die Verklumpung von Lymphozyten zuständig ist (73, 74). Aus den Kombinationen der beiden Untereinheiten entstehen fünf verschiedene Isolektine mit unterschiedlichen Eigenschaften. Das Isolektin PHA-L besteht aus vier L-Untereinheiten und bindet spezifisch an Mannose, die β-6,1 und β-2,1 mit N-Acetyl-Glucosaminyl-β-1,4-Galactose substituiert ist (75). Zelloberflächenproteine, die N-Glycane mit dieser Zuckerstruktur tragen, können mit biotinyliertem PHA-L markiert werden. Unter Verwendung eines Streptavidin-gebundenen Fluoreszenzfarbstoffes kann die Markierung durchflußzytometrisch detektiert werden. Die Aktivität der α-Mannosidase I wurde mit dem Inhibitor Kifunensine unterbunden. Ein möglicher Einfluss der Substanz auf die O-Glycosylierung von Oberflächenproteinen kann mit dem oben beschriebenen Markierungsprinzip untersucht werden, wobei PHA-L durch das Lektin PNA (Peanut Agglutinin) ersetzt wird. PNA wird aus der Erdnuss (*Arachis hypogaea*) gewonnen und bindet spezifisch an Galactosyl-β-1,3-N-Acetyl-Galactosamin (76). Diese Zuckerstruktur bildet den Kern 1 bei der O-Glycosylierung von Oberflächenproteinen. Die Bildung der Verbindung ist der Startpunkt für den wichtigsten O-glycosidischen Zuckeranheftungsweg und zugleich Grundbaustein der meisten O-Glycane (77).

1.4 N-Glycane und ihre Rolle bei der T-Zellaktivierung

Lange Zeit wurde der N-Glycosylierung von Proteinen wenig Beachtung geschenkt und deren Hauptfunktion als Schutz für Proteasen erachtet (siehe 1.3.1). Heute ist eine Reihe von weiteren Funktionen bekannt. Die Art der N-Glycosylierung beeinflusst u. a. die Rekrutierung von Leukozyten an Infektionsherde über Selektine, die Aktivierung der Komplementkaskade durch IgG und die Induktion von Apoptose über Galectin-1 (78-80). Wie wichtig diese Proteinmodifikationen im Zusammenhang mit der T-Zellaktivierung sind, wurde klar, als M. Demetriou und M. Granovsky aus der Arbeitsgruppe von J. W. Dennis im Jahr 2001 ihre Beobachtungen über die *Mgat5*-defiziente Maus veröffentlichten (81).

Das murine Gen *Mgat5* codiert die N-Acetyl-Glucosaminyltransferase V, die bereits im Abschnitt 1.3.1 erwähnt wurde. Die Gruppe dieser Transferasen katalysieren die Anheftung von N-Acetyl-Glucosamin an Mannose. Das Mitglied V addiert den vierten und letzten N-Acetyl-Glucosamin-Rest, der u. a. die Grundlage von PHA-L-reaktiven N-Glycanen bildet (Abb. 1). Dieser Schritt ist in der *Mgat5*-defizienten Maus blockiert. Demetriou und Granovsky gelang es so, die Bildung ausgewählter N-Glycane zu unterbinden. Im Gegensatz zu den *Man1b*-defizienten Mäusen von Tremblay werden diese Mäuse gesund geboren und sind längerfristig lebensfähig. Interessanterweise reagieren die $Mgat5^{(-/-)}$-Mäuse stärker auf spontan auftretende oder ausgelöste Autoimmunkrankheiten. Weiterhin wurde *in vitro* untersucht, inwieweit das Fehlen der PHA-L-reaktiven N-Glycane das Verhalten der T-Zellen während der Aktivierung beeinflusst. Die für die Aktivierung notwendige Anzahl an TCR-Zusammenlagerungen ist in *Mgat5*-defizienten T-Zellen deutlich geringer als in Wildtyp-T-Zellen. Damit wird nicht nur das Signal schneller in die Zelle geleitet, sondern auch die Reaktion auf das Signal erhöht (vermehrte Proliferation). Zudem produzierten $Mgat5^{(-/-)}$-Milzzellen nach zweitägiger Stimulation deutlich mehr IL-2 und IFN-γ, und naive T-Zellen, die keine PHA-L-reaktiven N-Glycane tragen, differenzieren vermehrt in Th_2-Effektorzellen aus (82).

Der CD28-Rezeptor ist ein kostimulatorisches Molekül und wird N-glycosyliert auf der T-Zelloberfläche exprimiert. Die Arbeitsgruppe von B. Y. Ma und A. Ochi konnte 2004 zeigen, dass die N-Glycosylierung des CD28-Rezeptors negativ die Interaktion mit seinen Liganden beeinflusst. N-Glycan-freie CD28-Rezeptoren sind in der Lage verstärkt an B7-1 zu binden und verursachen eine erhöhte IL-2-Promotoraktivität, wodurch die Aktivierung der T-Zelle positiv beeinflusst wird (83).

IL-2 wird von aktivierten T-Zellen ausgeschüttet und steuert die Proliferation und Differenzierung. Das Forscherteam K. Fukushima und K. Yamashita konnten 2001 anhand einer murinen T-Zelllinie zeigen, dass mit Hilfe von freien Mannose-reichen Zuckerstrukturen die IL-2-abhängige Proliferation inhibiert werden kann. In einer ersten Theorie versuchten sie diese Beobachtungen damit zu erklären, dass IL-2 neben der Peptid-spezifischen Bindung eine $Man_5GlcNAc_2$-Struktur der α-Untereinheit des IL-2-Rezeptors erkennt (Lektin-Eigenschaft) und somit die Zusammenlagerung des gesamten IL-2-Rezeptors fördert (84). Ende 2007 konnten von G. A. Papalia und J. M. Rini zeigen, dass IL-2 nicht über die Fähigkeit verfügt, Mannose-reiche Strukturen zu binden, wodurch die angenommene Lektin-Eigenschaft ausgeschlossen werden kann (85). Offen bleibt die Frage, wie die Inhibition der IL-2-abhängigen Proliferation in Anwesenheit der freien $Man_5GlcNAc_2$-Strukturen realisiert wird.

Diese Beispiele zeigen den Einfluss der N-Glycane aufseiten der Antigen-Erkennung, der sich damit nicht erschöpft. Es wird jedoch klar, dass N-Glycane die Funktionen des Immunsystems auf vielfältige Weise beeinflussen und regulieren können. Die Liste ist erweiterbar, schon auf Grund der Vielzahl an Enzymen, die an der Biosynthese beteiligt sind, und der Heterogenität der N-Glycane. Demetriou und Granovsky untersuchten den Einfluss einer bestimmten Zuckerstruktur, Ma konzentrierte sich auf die Funktion eines Rezeptors, und Fukushima und Yamashita analysierten eine mögliche Beteiligung an der Zytokinbindung. Die hier charakterisierte αMann1A1 (im murinen System αMann1A) ist an der Entstehung aller N-Glycane beteiligt und wird in den Zellen des Immunsystems vorrangig exprimiert (36). Es kann also angenommen werden, dass die von den Klasse I α-Mannosidasen vermittelte Modifikation in T-Zellen hauptsächlich von diesem Mitglied realisiert wird. Die Beeinflussung dieser hat, im Gegensatz zur Ausschaltung des *Mgat5*-Gens, nicht nur Auswirkungen auf eine bestimmte Struktur, sondern auf die gesamte N-Glycosylierung aller Oberflächenproteine inklusive der Rezeptoren, die an der T-Zellerkennung beteiligt sind.

Die T-Zellerkennung der Antigen präsentierenden Zelle beinhaltet unter anderem die Bildung einer Verbindung zwischen den Zellen, die auch als Immunologische Synapse bekannt ist. Dieser folgt die Antigen-Erkennung und Signaltransduktion. Den N-Glycanen werden bei den Prozessen wichtige Funktionen zugeordnet, wie Vermittlung, Stabilisierung und Koordination. Es wird angenommen, dass eine verminderte N-Glycosylierung zu einer vereinfachten Bildung der Immunologischen Synapse führt, die Zusammenlagerung der TCR-Komponenten erleichtert sowie die Interaktionen mit kostimulatorischen Molekülen fördert. Als Folge dessen sollte die T-Zellaktivierung erleichtert werden (86-90).

1.5 Rezeptor für Hyaluronan-vermittelte Migration (RHAMM)

Der Rezeptor für Hyaluronan-vermittelte Migration gehört zu den Markern, deren Expression während der Abstoßungsreaktion unterschiedlich reguliert ist und wurde erstmals im Zusammenhang mit der Tumorzellmigration beschrieben (91). Seitdem wurde der Rezeptor intensiv von der Arbeitsgruppe um E. Turley untersucht. Der Rezeptor gehört in die Gruppe der Hyaladherine, zu der auch Fibrinogen und CD44 zählen. Die Familie der Hyaladherine ist von großer Heterogenität der einzelnen Vertreter geprägt, einzig die Fähigkeit Hyaluronan zu binden, ist ihnen allen zu eigen (92).

1.5.1 Hyaluronan

Hyaluronan ist ein Glycosaminglycan, das erstmals aus dem Glaskörper des Rinderauges isoliert wurde. Zunächst wurde das Makromolekül als Hyaluronsäure bezeichnet, zurückgehend auf die Entdeckungsquelle (hyalin = gläsern) und den nachgewiesenen Bestandteil Uronsäure (93). Heute wird es Hyaluronan genannt, um dem Fakt Rechnung zu tragen, dass die Substanz *in vivo* nicht als protonierte Säure, sondern als Polyanion vorliegt. Hyaluronan besteht aus 250 bis 25000 Disaccharideinheiten, die β-1,4-glycosidisch verknüpft sind. Die Grundbausteine des Disaccharids sind β-1,3-glycosidisch-verbundene D-Glucuronsäure und N-Acetyl-D-Glucosamin (94). Das Polysaccharid ist Hauptbestandteil der extrazellulären Matrix und wurde lange Zeit nur als Schmiermittel zwischen den Zellen betrachtet (95). In den 90er Jahren des letzten Jahrhunderts gelangte Hyaluronan zunehmend in den Forschungsfokus verschiedener Wissenschaftsdisziplinen. Zusammengefasst wurde die entstandene Fülle an Informationen in Übersichtsartikeln im „Journal of Internal Medicine" 1997, 242:23-77 und „Journal of Biological Chemistry" 2002; 277:4575-96. Es wird davon ausgegangen, dass zu einem bestimmten Zeitpunkt während des Zellzyklus jede Zelle in der Lage ist, Hyaluronan zu synthetisieren (96). Für $CD4^+$-T-Zellen konnte gezeigt werden, dass sie im ruhenden Zustand Hyaluronan nur im geringen Maß produzieren, die Synthese jedoch mit der Aktivierung ansteigt (97, 98). Es konnte noch nicht geklärt werden, ob die *de novo*-Synthese die Beweglichkeit der produzierenden Zelle beeinflusst.

Hyaluronan liegt in verschiedenen Molekulargewichten vor. Dabei wird grob in hoch- und niedrigmolekulargewichtiges Hyaluronan unterschieden (HMW- und LMW-Hyaluronan). Eine exakte Definition dieser Begriffe steht noch aus und ist nur eines der vielfältigen Probleme der Hyaluronan-Forschung (99). Die Funktionen von Hyaluronan stehen in direkter Abhängigkeit zu der Größe des Polysaccharids. HMW-Hyaluronan besitzt antiinflammatorische und immunsuppressive Eigenschaften. Die suppressive Kapazität von regulatorischen T-Zellen wird durch die Behandlung mit HMW-Hyaluronan signifikant erhöht (98). Nimmt das molekulare

Einleitung

Gewicht des Polymers ab, verkehren sich die Fähigkeiten. Kleine Hyaluronan-Fragmente wirken stark inflammatorisch und immunstimulierend (100). Das allostimulatorische Potential von dentritischen Zellen auf ruhende T-Zellen kann signifikant erhöht werden in der Anwesenheit von LMW-Hyaluronan -Polymeren (101). Jüngst konnte gezeigt werden, dass die Synthese von Hyaluronan während der T-Zellaktivierung einen direkten Einfluss auf die IL-2- und IFN-γ-Produktion hat. T-Zellen, deren Hyaluronan-Neubildung inhibiert wird, sezernieren deutlich weniger IL-2 und IFN-γ im Zuge der Stimulation (102).

1.5.2 Eigenschaften

1.5.2.1 Genstruktur

Der Rezeptor für Hyaluronan-vermittelte Migration wird von dem Gen *RHAMM* (human) bzw. *Rhamm* (murin) codiert, welches sich auf dem Chromosomabschnitt 5q33.2 bzw. 11 befindet (103). Das Gen besteht aus 14 Exons und 13 Introns (104). Seit der erstmaligen Beschreibung durch C. Hardwick 1992 wurden von unabhängigen Laboren verschieden große Transkripte und Proteine von RHAMM beschrieben (105-107). Dabei stellte sich heraus, dass das zuerst beschriebene RHAMM-Protein eine verkürzte Form der längsten Isoform darstellt (108).

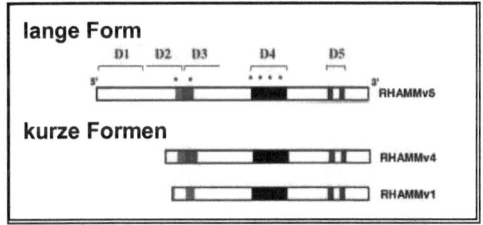

Abb. 3 Murine RHAMM-Isoformen (nach 109)

Im Jahr 2004 galt die Existenz folgender Isoformen als gesichert (siehe Abb. 3). Die längste wird im murinen Zusammenhang v5 genannt. Bei den beiden kurzen Isoformen v4 und v1, die als die aktivierten Formen betrachtet werden, ist noch nicht klar, ob deren Entstehung durch eigenständige Transkripte oder interne Startcodons im v5-Transkript realisiert wird (109).

Einleitung

1.5.2.2 Proteinaufbau

Die sekundäre Struktur von RHAMM konnte erst zum Teil aufgeklärt werden. Strukturanalysen deuten daraufhin, dass der Rezeptor hauptsächlich als gewundene Spirale vorliegt, die punktuell von gestreckten Abschnitten unterbrochen wird (Abb. 4). Es wird vermutet, dass auf Grund dieser langgestreckten Proteinform die Interaktion von RHAMM mit sich selbst realisiert wird (109). Bis heute konnten fünf funktionelle Domänen (D1-D5) identifiziert werden. Die Funktionsweisen, Interaktionsgegenspieler und Mechanismen zur Aktivitätsregulation jeder einzelnen Domäne von RHAMM sind bis heute noch nicht vollständig geklärt.

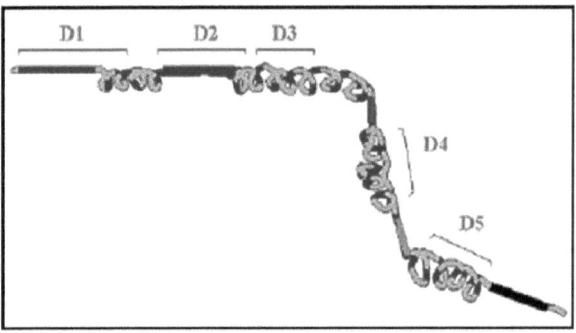

Abb. 4 Sekundäre Struktur von RHAMM
D1 – inhibitorische Domäne, D2 – Leucin-Reißverschluss, D3 und D4 – Aktivierung von MAP-Kinasen,
D5 – Bindung von RHAMM an Hyaluronan (nach 109)

Folgende Aspekte gelten jedoch als gesichert. Die N-terminale D1-Domäne, die nur in der langen Isoform v5 vorhanden ist, inhibiert die Funktionen der anderen Domänen. Deshalb wird diese RHAMM-Form v5 auch als inaktive Isoform bezeichnet (siehe oben). Die Art und Weise, wie die D1 mit den anderen Domänen interagiert, ist noch nicht aufgeklärt. Die Domäne D2 codiert für einen unvollständigen Leucin-Reißverschluss und erlaubt die Bindung von RHAMM an Fibronectin in der extrazellulären Matrix. Dieser Vorgang ist u. a. notwendig für die Zellmigration (108). Die Domänen D3 und D4 sind an der Aktivierung von MAP-Kinasen beteiligt (110). Die Domäne D5 wurde als erstes charakterisiert und vermittelt die Bindung von RHAMM an Hyaluronan (111).

1.5.2.3 Zelluläre Lokalisation

Weniger eindeutig konnte zunächst die Frage nach der zellulären Lokalisation von RHAMM beantwortet werden. Nicht nur die verschiedenen Isoformen komplizieren das Bild, sondern auch die Kultivierungsbedingungen der untersuchten Zellen und die RHAMM-Nachweis-methoden (112, 113). Die Arbeitsgruppe um R. Hart und M. Hoffmann war nicht in der Lage, die Isoform v4 an der Zelloberfläche zu detektieren, und deklarierte IHABP als neuen intrazellulären Rezeptor für Hyaluronan (107, 114-116). Innerhalb kürzester Zeit wurde jedoch klar, dass dieser neue Rezeptor die RHAMM-Isoform v4 ist (Sequenzvergleich, 108, 113, 117). Seitdem wurden vielfältige Studien zur Klärung der Lokalisation der verschiedenen Isoformen durchgeführt, deren Aufzählung den gegebenen Rahmen bei weitem übersteigen würde. Wichtig ist jedoch, dass RHAMM sowohl intrazellulär als auch an der Zelloberfläche vorliegt. Das besondere dabei ist, dass das Protein weder über ein Signalpeptid noch über eine Transmembrandomäne verfügt und somit wahrscheinlich über integrale oder GPI-verbundene Proteine an der Zelloberfläche verankert ist (113).

1.6 RHAMM und das Immunsystem

RHAMM wurde und wird intensiv in der Tumorzellforschung untersucht, z. B. inwieweit das Wachstum, die Differenzierung und die Migration von Tumorzellen durch den Rezeptor gesteuert werden (118, 119). Bei den Bemühungen, Genmarker für Tumorerkrankungen des Magen-Darm-Trakts zu identifizieren, stellte sich RHAMM als unterschiedlich reguliertes Gen heraus (120-122). Auch die malignen Erkrankungen des Immunsystems wurden hinsichtlich ihrer RHAMM-Abhängigkeit untersucht. Plasmazellen von Patienten mit multiplen Myelom (Morbus Kahler) exprimieren verstärkt RHAMM auf der Zelloberfläche in direkter Abhängigkeit von ihrer Entwicklungsstufe (123). Jedoch ist nicht nur das Expressionslevel von RHAMM insgesamt von Bedeutung, sondern auch in welchem Verhältnis die Isoformen exprimiert werden (124). In den PBMCs von Patienten mit der oben genannten Diagnose konnte nachgewiesen werden, dass das Rezidiv der Erkrankung nach Transplantation direkt mit einem erhöhten Expressionslevel der bis heute nur im humanen System beschriebenen RHAMM-Isoform^{-Exon4} einhergeht (125). RHAMM konnte in dem unter Punkt 1.1 beschriebenen Transplantationsmodell als Abstoßungs-assoziierter Marker identifiziert werden. Einen ersten Hinweis auf diese Tatsache gab es bereits vor knapp 20 Jahren. Im Rahmen einer kleinen klinischen Studie, durchgeführt an Biopsien von nierentransplantierten Patienten, wurde festgestellt, dass auf der Oberfläche der Nierenrinde RHAMM exprimiert wird. Interessanterweise korrelierte die Expressionsstärke mit dem Grad der chronischen Abstoßungsreaktion (Banff-Klassifikation, 126).

Ein weiterer Hinweis ist in einer ebenso kleinen jedoch aktuelleren Studie aus Ungarn zu finden. $CD3^+$-T-Zellen von Patienten, die nach einer hämatopoetischen Stammzelltransplantation eine chronische Transplantat-gegen-Wirt-Krankheit (graft versus host disease, GvHD) entwickelten, exprimieren signifikant mehr RHAMM auf ihrer Oberfläche (127).

Während der Reifung von T-Zellen im Thymus durchwandern diese das Organ und verlassen es nach der positiven Selektion. Wie dieser Migrationsprozess realisiert wird, ist bis heute noch nicht vollständig verstanden. RHAMM wurde als erstes im Zusammenhang mit der Krebszellmigration beschrieben, somit war es logisch, den Migrationsrezeptor in diesem Zusammenhang zu untersuchen (91). Insbesondere die Arbeitsgruppe von S. L. Gares und L. M. Pilarski widmete sich diesem Schwerpunkt. Ihre Forschungsergebnisse zeigen, dass Thymozyten erst im Laufe ihrer Reifung RHAMM exprimieren, wodurch die Zellen aus ihrem ruhenden Zustand in den beweglichen übergehen. Dieser Effekt wird durch die Bindung von Hyaluronan an RHAMM verstärkt. Es konnte gezeigt werden, dass die Interaktion von Hyaluronan mit RHAMM die Oberflächenexpression des Rezeptors rapide erhöht, wobei postuliert wird, dass dieses zügige Erscheinen durch die Verlagerung von intrazellulärem RHAMM an die Zelloberfläche realisiert wird. Das Maß, in welchem RHAMM auf der Oberfläche der Zelle exprimiert wird, kann somit als Indikator der Zellbeweglichkeit gedeutet werden (128). Die Signale, die Thymozyten dazu veranlassen, RHAMM zu exprimieren, sind bis heute noch nicht vollständig verstanden. Es gibt jedoch Hinweise darauf, dass sowohl die Expression von CD3 auf der Zelloberfläche und die Zellumgebung direkten Einfluss darauf haben (129).

2 Aufgabenstellung

Die Genexpressionsanalyse von Transplantat-infiltrierenden Leukozyten führte zur Identifizierung von Markern, deren Expression mit einer permanenten Akzeptanz (α-Mannosidase I) oder Abstoßung (RHAMM) der Organe, sowohl im Transplantat als auch im peripheren Blut in mehreren Transplantationsmodellen reproduzierbar, assoziiert war (15). Über beide Gene ist im Zusammenhang mit Immunaktivierungsvorgängen bisher wenig bekannt. Die Klärung ihrer Bedeutung für die Entstehung und Aufrechterhaltung einer Akzeptanz oder Rejektion eines Transplantats, aber auch für die Aktivierung von T-Zellen sollte im Rahmen dieser Arbeit untersucht werden. Als Ausgangspunkt für die Analyse der Marker - α-Mannosidase I und RHAMM - wurden $CD4^+$-T-Zellen gewählt, da die Initiierung der Transplantatabstoßung größtenteils über diese T-Zellsubpopulation vermittelt wird (130) und die Regulation der Genexpression nach Transplantation hauptsächlich in dieser Population beobachtet wurde.

Zunächst sollte für beide Marker die transkriptionelle Regulation während der T-Zellaktivierung geklärt werden. Im Anschluss daran war es notwendig, unter Verwendung verschiedener molekularbiologischer Techniken ein Inhibitionsverfahren zu etablieren, mit dem die Proteinaktivität erfolgreich beeinflusst werden kann. Mit Hilfe dieser Protokolle sollte die Bedeutung für die T-Zellaktivierung analysiert werden. Dabei wurde geklärt, welchen Einfluss die Hemmung auf die Aktivierung (CD69), Zytokinproduktion (IFN-γ, IL-2) und Proliferation (CFSE) hat.

Des Weiteren wurden verschiedene Subpopulationen von T-Zellen hinsichtlich ihrer α-Mannosidase-I-Aktivität und deren Inhibition untersucht. Ebenfalls Bestandteil der Arbeit war die Generierung eines α-Mannosidase-I-Retrovirus sowie die Analyse der Bedeutung der Überexpression der α-Mannosidase I für die Aktivierung von T-Zellen.

Zusätzlich sollten *in vivo*-Untersuchungen die Bedeutung von RHAMM für die Einwanderung von T-Zellen und die dadurch vermittelte Abstoßung von Transplantaten genauer klären.

3 Material und Methoden

3.1 Material

3.1.1 Antikörper für die T-Zellstimulation

anti-CD3 (human, Klon: OKT3)	eBioscience, San Diego, USA
anti-CD3e (Maus, Klon: 145-2C11)	eBioscience, San Diego, USA
anti-CD28 (human, Klon: CD28.6)	eBioscience, San Diego, USA
anti-CD28 (Maus, Klon: 37.51)	eBioscience, San Diego, USA

3.1.2 Antikörper, Konjugate und Puffer für die Durchflußzytometrie

anti-CD3-PE (human, Klon: OKT3)	eBioscience, San Diego, USA
anti-CD4-FITC (human, Klon: 13B8.2)	Beckman Coulter, Krefeld
anti-CD4-FITC (Maus, Klon: RM4-4)	BD Pharming, Heidelberg
anti-CD19-PE (Maus, Klon: 1D3)	BD Pharming, Heidelberg
anti-CD25-PE (human, Klon: 4E3)	Miltenyi Biotec, Bergisch Gladbach
anti-CD45RA-APC (human, Klon: HI 100)	eBioscience, San Diego, USA
anti-CD69-PE (human, Klon: CH/4)	Caltag Laboratories, Karlsruhe
Phycoerythrin-Cyanin 5-Streptavidin (PE-Cy5)	eBioscience, San Diego, USA

3.1.3 Chemikalien

1 kb DNA Marker (1 µg/µl)	Invitrogen, Karlsruhe
CFSE (Carboxyfluorescein-succinimidyl-Ester)	Molecular Probes, Eugene, USA
X-Gal (20 mg/ml)	Roth, Karlsruhe
Agarose	Serva, Heidelberg
Ampuwa (H_2O)	Fresenius Kabi, Bad Homburg
Ampicillin (50 µg/ml)	Roche, Mannheim
β-Mercaptoethanol (14,2 M; β-ME)	Stratagene, La Jolla, USA
Bromphenolblau Na-Salz (1 % in Ethanol)	Serva, Heidelberg
D-Glucose, wasserfrei	Merck, Darmstadt
Desoxyribonukleosidtriphosphate (je 100 mM, dNTPs)	GE Healthcare, Uppsala, Schweden
Essigsäure (100 %)	Merck, Darmstadt
Ethanol, absolut	J. T. Baker, Deventer, Niederlande
Ethidiumbromid (1 %)	Roth, Karlsruhe
fötales Kälberserum (FCS)	Biochrom, Berlin
HEPES (99,5 %)	Sigma, St. Louise, USA
Humanserum Typ AB (AB-Serum)	PAA Biotech, Aidenbach
Kaliumchlorid (KCl)	Merck, Darmstadt
Kalziumchlorid ($CaCl_2$)	Merck, Darmstadt

Material und Methoden

Ketamin (10 %)	WDT, Garbsen
Kifunensine (Kif)	Calbiochem, Darmstadt
L-Glutamin (200 mM, 100x, L-Glut)	Gibco, Paisley, GB
Natriumazid	Merck, Darmstadt
Natriumchlorid (NaCl)	Merck, Darmstadt
Natriumhydrogenphosphat-Dihydrat ($Na_2HPO_4 \cdot 2H_2O$)	Merck, Darmstadt
PNA, biotinyliert	Vector Labs, Burlingame, USA
Penicillin/Streptomycin (10000 units/ml, P/S)	Gibco, Paisley, GB
PHA-L, biotinyliert	Vector Labs, Burlingame, USA
Rompun (2 %)	Bayer Animal Health, Monheim
Tris(hydroxymethyl)-aminomethan (Tris)	Merck, Darmstadt
Titriplex III	Merck, Darmstadt

3.1.4 Enzyme und Reaktionspuffer

CIP (10000 U/ml)	New England Biolabs, Ipswich, USA
BamH1 (20000 U/ml)	New England Biolabs, Ipswich, USA
BSA (10 mg/ml)	New England Biolabs, Ipswich, USA
Easy-A High-Fidelity PCR Cloning Enzyme	Stratagene, La Jolla, USA
Easy-A-Reaktionspuffer (10x)	Stratagene, La Jolla, USA
EcoR1 (20000 U/ml)	New England Biolabs, Ipswich, USA
NEBuffer 1 (10x, EcoR1-Reaktionspuffer)	New England Biolabs, Ipswich, USA
NEBuffer 2 (10x, BamH1-Reaktionspuffer)	New England Biolabs, Ipswich, USA
NEBuffer 3 (10x, CIP-Reaktionspuffer)	New England Biolabs, Ipswich, USA
SYBR Green PCR Master Mix	Applied Biosystems, Darmstadt
T4 DNA Ligase (400000 U/ml)	New England Biolabs, Ipswich, USA
T4 DNA Ligase-Reaktionpuffer (10x)	New England Biolabs, Ipswich, USA
TaqMan Universal PCR Master Mix	Applied Biosystems, Darmstadt

3.1.5 Geräte

7500 Real Time PCR System	Applied Biosystems, Darmstadt
Bestrahlungsanlage Gamma Cell 40	Atomic Energy, Mississauga, Kanada
BD FacsCalibur	BD Biosciences, Heidelberg
BD FacsCanto	BD Biosciences, Heidelberg
Biofuge pico	Heraeus, Hanau
DeVision DBox	DC Science Tec, Hohenganden
GeneAmp PCR System 9700	Applied Biosystems, Darmstadt
Hama TV Zoom Lens 2/3"C 11.5-69 mm F1.4	Hama, Monheim
Jouan GR422-Zentrifuge	DJB Labcare, Buckinghamshire, UK
Tecan Genios Spectra Fluor	Tecan, Männedorf, Schweiz
Transilluminator UVP	Herolab, Wiesloch

3.1.6 Kits

Absolutely RNA Miniprep Kit	Stratagene, La Jolla, USA
$CD4^+$ T Cell Isolation Kit	Miltenyi Biotec, Bergisch Gladbach
$CD4^+$ T Cell Isolation Kit II, human	Miltenyi Biotec, Bergisch Gladbach
EndoFree Plasmid Purification Maxi Kit	Qiagen, Hilden
HiPerFect Transfection Reagent	Qiagen, Hilden
Human CD3 Depletion Cocktail	StemCell, Köln
Human IFN-γ ELISA Set	BD Biosciences, Heidelberg
Human IL-2 ELISA Set	BD Biosciences, Heidelberg
Memory $CD4^+$ T Cell Isolation Kit, human	Miltenyi Biotec, Bergisch Gladbach
Mouse B Cell Enrichment Kit	StemCell, Köln
Mouse IFN-γ ELISA Set	BD Biosciences, Heidelberg
Mouse IL-2 ELISA Set	BD Biosciences, Heidelberg
Naive $CD4^+$ T Cell Isolation Kit, human	Miltenyi Biotec, Bergisch Gladbach
QIAEX II Gel Extraction Kit	Qiagen, Hilden
QIAGEN PCR Cloning Kit	Qiagen, Hilden
QIAGEN Plasmid Purification Mini Kit	Qiagen, Hilden
QuantiTect Reverse Transcription Kit	Qiagen, Hilden
TMB Substrate Reagent Set	BD Biosciences, Heidelberg

3.1.7 Medien

1x Dulbecco's PBS ohne Kalzium und Magnesium (PBS)	PAA, Pasching, Österreich
DMEM High Glucose (4,5 g/l) mit L-Glut und Natriumpyruvat	PAA, Pasching, Österreich
Lymphozytenseparationsmedium LSM 1077	PAA, Pasching, Österreich
Optimem-I W/Glutamax-I	Invitrogen, Karlsruhe
RPMI 1640 ohne L-Glutamin	PAA, Pasching, Österreich
Medium für humane primäre T-Zellen:	RPMI 1640 mit 10 % AB-Serum, 1 % P/S und 1 % L-Glut
Medium für murine primäre T-Zellen:	RPMI 1640 mit 10 % FCS, 1 % P/S, 1 % L-Glut und 0,05 µM β-ME
Medium für HEK-293-Zellen:	DMEM mit 10 % FCS, 1 % P/S und 1 % L-Glut

3.1.8 Mikroorganismen, Zelllinien und Versuchstiere

Escherichia coli Stamm DH5α	Invitrogen, Karlsruhe
HEK-293-Zellen	Clontech, Mountain View, USA
BALB/c-Mäuse ($H-2^b$)	BfR, Berlin
C57BL/6-Mäuse ($H-2^d$)	BfR, Berlin
C57BL/6-Mäuse $Rag^{(-/-)}$	BfR, Berlin

3.1.9 Plasmide

CMV-gag-pol-Plasmid	AG Radbuch (DRFZ), Berlin
CMV-env-Plasmid	AG Radbuch (DRFZ), Berlin
pDrive Cloning Vector	Qiagen, Hilden
phrGFP-N1-Plasmid	Stratagene, La Jolla, USA
pMSCV-hCD4-Plasmid	AG Radbuch (DRFZ), Berlin
RZPD-Klon IRAKp961L1525Q	RZPD, Berlin

3.1.10 Primer und Sonden

In den Tabellen 3.1.1 und 3.1.2 sind die Sequenzen der Primer und Sonden angegeben, die für die Genexpressionsanalyse verwendet wurden (MWG-Biotech, Ebersberg). Für das Design wurde die Primer Express Software Version 3.0 verwendet. Die Sonden waren am 5'-Ende mit dem Farbstoff FAM (Reporter) und am 3'-Ende mit TAMRA (Quencher) markiert.

Tabelle 3.1.1: Primer und Sonden für die Genexpressionsanalyse (human)

Name	Sequenz 5'→ 3'	Konzentration
CD3-fw	TGCTGGATGGAATCCTCTTCAT	300 nM
CD3-Sonde	TGAGAGTGAAGTTCAGCAGGAGCGCA	200 nM
CD3-rev	GGTTCTGGCCCTGCTGGTA	900 nM
IFN-γ-fw	CAGGTCATTCAGATGTAGCGGATAA	300 nM
IFN-γ-Sonde	TTTCTGTCACTCTCCTCTTTCCAATTCTTCAAA	200 nM
IFN-γ-rev	AGGAGACAATTTGGCTCTGCATT	50 nM
IL-2 fw	TCACCAGGATGCTCACATTTAAGTT	300 nM
IL-2-Sonde	ACATGCCCAAGAAGGCCACAGAACTGA	200 nM
IL-2 rev	GAGGTTTGAGTTCTTCTTCTAGACACTGA	300 nM
αMann-fw	CGGCCAGAAGTTATGGAGACTTAC	900 nM
αMann-Sonde	TGGGAAGCCGTAGAGGCCTTGGAAA	200 nM
αMann-rev	CTTAGGCCTGAATAGCCTCCATTC	900 nM

Tabelle 3.1.2: Primer und Sonden für die Genexpressionsanalyse (murin)

Name	Sequenz 5'→ 3'	Konzentration
CD3-fw	ATTGCGGGACAGGATGGAG	300 nM
CD3-Sonde	TCGCCAGTCAAGAGCTTCAGACAAGCA	200 nM
CD3-rev	CTTGGAGATGGCTGTACTGGTCA	900 nM
HPRT-fw	ATCATTATGCCGAGGATTTGGAA	300 nM
HPRT-Sonde	TGGACAGGACTGAAAGACTTGCTCGAGAT	200 nM
HPRT-rev	TTGAGCACACAGAGGGCCA	300 nM
IFN-γ-fw	AGCAACAGCAAGGCGAAAAA	900 nM
IFN-γ-Sonde	ATTGCCAAGTTTGAGGTCAACAACCCACA	200 nM
IFN-γ-rev	AGCTCATTGAATGCTTGGGG	900 nM
IL-2-fw	TCGCCAGTCAAGAGCTTCAGACAAGCA	900 nM
IL-2-Sonde	CAATTCTGTGGCCTGCTTGGGCAA	200 nM
IL-2-rev	CATGCCGCAGAGGTCCAA	50 nM

Tabelle 3.1.2: Primer und Sonden für die Genexpressionsanalyse (murin, Fortsetzung)

αMann-fw	CACGACCCCAAGTACAGGACC	300 nM
αMann-Sonde	TTTCTAGAGCCTCCACGGCTTCCCAGG	200 nM
αMann-rev	CCTGAGTAGCCTCCGTTCACTCT	300 nM
Panel-v1-fw	GAAGGACCTC ACGGAGTCTAAGG	300 nM
Panel-v1-Sonde	AAGCTGTGCATCTGATCA	200 nM
Panel-v1-rev	TCTTTCAAATCTTCTTCTAACTGGGC	300 nM
Panel-v4-fw	CTTACTGAATTAACCAGAGCCAACG	300 nM
Panel-v4-Sonde	GGAGGCAGAATAGATATCTGAGTT	200 nM
Panel-v4-rev	TCCAGGCTTAGAGCTCTCATATTCT	300 nM
Panel-v5-fw	GGCGTCAGAATGTCCTTTCCT	300 nM
Panel-v5-Sonde	AGAGATTCAATGACCCTTCGGGTTGTGCT	200 nM
Panel-v5-rev	ACATCATAAGCACCCGGAGATG	300 nM
Rhamm 15-16-fw	TGGAAATTAATAAATGGCGTCTCCTA	300nM
Rhamm 15-16-Sonde	TTCAGCAACAACTGGATGCCTTTGAAGC	200 nM
Rhamm 15-16-rev	CATTCAACAATGCTGTTTCTCG	900 nM

In Tabelle 3.1.3 sind die Sequenzen der Primer, die für die PCR-Amplifikation und Sequenzierung eingesetzt wurden, aufgeführt. Für das Design wurde die Primer Express Software Version 3.0 verwendet. Die Synthese der Primer erfolgte durch die Firma Metabion GmbH, Martinsried.

Tabelle 3.1.3: Primer für die PCR-Amplifikation und Sequenzierung

Name	Sequenz 5'→ 3'
GFP-fw	CATGGTGAGCAAGCAGATCCTGA
GFP-rev	CTTACACCCACTCGTGCAGGCTG
muMannoSeq1fw	CCTGTTCCACTCCAACCCT
muMannoSeq1rev	GATCTTCAACACCGAGGCTC
muMannoSeq2rev	GGAGCTGGACTGGAAGACAA
noSPORT-Mannofw	GGCTACAACCTCCGGAGCG
noSPORT-Mannorev	CTTCGTTCCCTCACTGCATACCTT
pRetro	CTTGAACCTCCTCGTTCGACC

3.1.11 Puffer

2x HBS-Puffer	50 mM HEPES, 10 mM KCl, 12 mM D-Glukose, 280 mM NaCl und 1,5 mM $Na_2HPO_4 \cdot 2H_2O$, pH 7,05
50x TAE	2 M Tris, 2 M Essigsäure und 50 mM Titriplex III, pH 8
FACS-Puffer	PBS mit 2 % FCS und 0,1 % Natriumazid
Ladepuffer	100 µl Bromphenol Blau (1 % in Ethanol) + 400 µl TAE (1x)
Lektinpuffer	0,15 M NaCl, 10 mM HEPES und 0,08 % Natriumazid, pH 7,5

3.1.12 siRNAs

In der Tabelle 3.1.4 sind die Sequenzen der verwendeten siRNAs (Qiagen, Hilden) angegeben. Die siRNAs wiesen keine Modifikationen auf, mit Ausnahme der FITC-siRNA, die am 3'-Ende des „sense"- Strangs mit dem Farbstoff FITC markiert vorlag.

Tabelle 3.1.4: siRNA-Sequenzen

Name	Sequenz 5'→ 3'
FITC-siRNA sense	UUCUCCGAACGUGUCACGUtt-FITC
FITC-siRNA antisense	ACGUGACACGUUCGGAGAAtt
Kontroll-siRNA sense	UUCUCCGAACGUGUCACGUtt
Kontroll-siRNA antisense	ACGUGACACGUUCGGAGAAtt
αMann-siRNA sense	GCCACUUAUCAGGAAACCCtt
αMann-siRNA antisense	GGGUUUCCUGAUAAGUGGCtc
R1-siRNA sense	GGACUCUCAGAAGAAUGAtt
R1-siRNA antisense	AUCAUUCUUCUGAGAGUCCtt
R2-siRNA sense	GGCAAGAAUAUGAAAAGCUtt
R2-siRNA antisense	AGCUUUUCAUAUUCUUGCUtt
R3-siRNA sense	CGAGCUACUAAAGGCUAAGtt
R3-siRNA antisense	CUUAGCCUUUAGUAGCUCGtt

3.1.13 Software

7500 Systems SDS Software Version 1.3.1.21   Applied Biosystems, Darmstadt
BD CellQuest Pro Version 7.7cf8b   BD Bioscience, Heidelberg
BD FACSDiva 6.0 Software   BD Bioscience, Heidelberg
DeVision G Version 1.0   DC Science Tec, Hohenganden
Magellan V6.4   Tecan, Männedorf, Schweiz
Primer Express Software Version 3.0   Applied Biosystems, Darmstadt
SPSS 12.0G für Windows Version 12.0.1   SPSS Inc., Chicago, USA

3.1.14 Verbrauchsmaterialien

24-Well-Kulturplatte mit geringer Zellbindung   Nunc, Langenselbold
Nylonfäden (Prolene 6-0)   Ethicon, Norderstedt/Glashütte
Vivaspin 20 Ultrazentrifugationsröhrchen   Sartorius, Hannover

3.2 Methoden

Die eingesetzten Kits wurden gemäß den Angaben der Hersteller verwendet. Puffer und Lösungen, die nicht im Lieferumfang enthalten waren, wurden nach den Vorgaben der Produzenten hergestellt. Alle Abweichungen wurden im Text vermerkt.

3.2.1 Methoden der Zellkultur

Für eine bessere Verständlichkeit des Textes wurde darauf verzichtet, jeweils die vollständige Medienbezeichnung (siehe Punkt 3.1.7) zu nennen. Es wird nur vom Medium im Allgemeinen gesprochen. Selbstverständlich ist das spezielle Medium mit allen Zusätzen für die jeweiligen Zellen gemeint. Alle verwendeten Verbrauchsmaterialen wurden von der Firma BD Falcon, Heidelberg bezogen. Standardmäßig wurden die Zentrifugationsschritte in einer GR422-Zentrifuge (Ausschwingrotor, Jouan) durchgeführt. Wenn im Text nicht anders vermerkt, wurde bei 277 g für 5 min bei 4 °C zentrifugiert. Die Kultivierung der Zelllinien und primären T-Zellen erfolgte in einem Inkubator bei 37 °C und 5 % CO_2-Gehalt.

3.2.1.1 Isolation muriner T-Zellen

Für die Gewinnung von murinen T-Zellen wurden die Milzen und Lymphknoten (submental, mandibular, superficial und cervicals profundous, axillar, brachial, mesenterial, inguinal) aus C57BL/6-Mäusen entnommen. An den Organen verbliebene Fett- und Bindegewebsreste wurden durch dreimaliges Waschen mit PBS entfernt. Die Erstellung der Einzelzellsuspension erfolgte durch die Prozession der Organe in einem 100 µm Zellsieb. Dabei wurde maximal eine Milz bzw. Lymphknoten aus zwei Tieren in einem Sieb bearbeitet. Anschließend wurde das Sieb mit PBS gewaschen und die Zellsuspension zentrifugiert. A: Milzeinzelzellsuspensionen wurden einer Erythrozytenlyse unterzogen. Dazu wurde der Überstand dekantiert und das Zellpellet gelockert. Die Zellen wurden mit 1 ml H_2O kurzzeitig vermischt. Das Stoppen der Wasserlyse erfolgte durch Zugabe von 5 ml PBS mit 10 % FCS. Das Zellen/Zelllysatgemisch wurde zur Abtrennung des Lysatagglomerats über ein 40 µm Zellsieb gegeben. Das Sieb wurde mit 5 ml PBS gewaschen. Anschließend wurden die Zellen nochmals zentrifugiert und in PBS resuspendiert. Wurden mehrere Milzen aufgearbeitet, erfolgte nun die Vereinigung der Zellsuspensionen. B: Lymphknoteneinzelzellsuspensionen wurden ihrerseits in 5 ml PBS aufgenommen und ebenfalls zur Entfernung von verbliebenen Zellagglomeraten über ein 40 µm Zellsieb gegeben. Das Zellsieb wurde ebenso mit 5 ml PBS gewaschen. Anschließend wurden die Zellen nochmals zentrifugiert und in PBS resuspendiert. Wurden die Lymphknoten von mehr als zwei Tieren aufge-

Material und Methoden

arbeitet, erfolgte nun die Vereinigung der Zellsuspensionen. Die Anreicherung von $CD4^+$-T-Zellen erfolgte mit dem „$CD4^+$ T Cell Isolation Kit" von Miltenyi Biotec. Die Bestimmung der Reinheit erfolgte mit Hilfe des anti-CD4-FITC-Antikörpers und der Durchflußzytometrie und lag bei ≥ 95 %.

3.2.1.2 Isolation muriner B-Zellen

Für die Gewinnung von murinen B-Zellen wurden die Milzen aus BALB/c-Mäusen entnommen. Die Aufarbeitung zur Einzelzellsuspension erfolgte wie unter Punkt 3.2.1.1 beschrieben. Für die Isolation von B-Zellen aus der Splenozytensuspension wurde der „Mouse B Cell Enrichment Kit" der Firma StemCell verwendet. Die Reinheit der B-Zellen wurde mit Hilfe des anti-CD19-PE-Antikörpers und der Durchflußzytometrie bestimmt und lag bei ≥ 95 %.

3.2.1.3 Stimulation muriner T-Zellen

Die Stimulation der murinen T-Zellen erfolgte zum einen mit Festphasen-gebundenen anti-CD3e- und anti-CD28-Antikörpern. Dazu wurden Wells einer 96-Well-Flachbodenplatte mit 100 µl der Antikörperlösung (10 µg/ml anti-CD3e, 10 µg/ml anti-CD28 in PBS) für 1 h inkubiert. Nicht-gebundene Antikörper wurden durch zweimaliges Waschen mit kaltem PBS entfernt. Für die Stimulation wurden $3 \cdot 10^5$ Zellen pro Well in einem Gesamtvolumen von 200 µl ausgesät. Zum anderen erfolgte die T-Zellstimulation mit allogenen B-Zellen in 96-Well-Rundbodenplatten. Dazu wurden $3 \cdot 10^5$ T-Zellen mit $5 \cdot 10^5$ B-Zellen in einem Gesamtvolumen von 200 µl Medium pro Well inkubiert. Als Drittes wurden auch bestrahlte allogene Milzzellen von BALB/c-Mäusen eingesetzt. Die Milzzellen wurden auf Eis einer γ-Strahlung von 30 Gy ausgesetzt. Zur Stimulation wurden $3 \cdot 10^5$ T-Zellen mit $5 \cdot 10^5$ bestrahlten Milzzellen in einem Gesamtvolumen von 200 µl kultiviert.

3.2.1.4 Isolation humaner T-Zellen

Für die Anreicherung von humanen T-Zellen wurde Blut von gesunden Spendern verwendet. Das gewonnene Vollblut wurde 1 zu 3 mit PBS verdünnt und einer Dichtegradientenzentrifugation zur Auftrennung der Erythrozyten, PBMCs und des Plasmas unterzogen. Dazu wurden 3 ml des Lymphozytenseparationsmediums LSM 1077 mit 8 ml verdünntem Blut überschichtet und für 45 min bei 300 g und Raumtemperatur zentrifugiert. Die entstandene Zellschicht (PBMCs) über dem LSM 1077 wurde mit einer Pasteurpipette abgenommen und zweimal mit PBS gewaschen. Aus den gewonnenen Zellen wurden verschiedene Populationen unter Verwendung der folgenden Miltenyi Biotec Kits isoliert: $CD4^+$-T-Zellen mit dem „$CD4^+$ T Cell Isolation Kit II", naive

T-Zellen mit dem „Naive CD4$^+$ T Cell Isolation Kit" und memory T-Zellen mit dem „Memory CD4$^+$ T Cell Isolation Kit". Die Reinheit der angereicherten Zellen wurde mit Hilfe des anti-CD4-FITC-, bzw. anti-CD45RA-APC-Antikörpers und der Durchflußzytometrie bestimmt und lag bei ≥ 95 %.

3.2.1.5 Isolation humaner CD3-depletierter PBMCs

Für die Anreicherung von humanen CD3-depletierten PBMCs wurde Blut von gesunden Spendern verwendet. Die Aufarbeitung der PBMCs erfolgte wie unter Punkt 3.2.1.4 beschrieben. Für die Eliminierung aller CD3$^+$-Zellen wurde der „Human CD3 Depletion Cocktail" der Firma StemCell verwendet. Die Abreicherung der CD3$^+$-Zellen wurde mit Hilfe des anti-CD3-PE-Antikörpers und der Durchflußzytometrie bestimmt und lag bei ≥ 95 %.

3.2.1.6 Stimulation humaner T-Zellen

Die Stimulation der humanen T-Zellen erfolgte zum einen mit Festphasen-gebundenen anti-CD3- und anti-CD28-Antikörpern. Dazu wurden die Wells einer 96-Well-Flachbodenplatte mit 100 µl der Antikörperlösung (10 µg/ml anti-CD3, 0,1 µg/ml anti-CD28 in PBS) für 1 h inkubiert. Nicht-gebundene Antikörper wurden durch zweimaliges Waschen mit kaltem PBS entfernt. Für die Stimulation der T-Zellen wurden $3 \cdot 10^5$ Zellen pro Well in einem Gesamtvolumen von 200 µl Medium ausgesät. Zum anderen erfolgte die T-Zellstimulation mit allogenen CD3-depletierten PBMCs in 96-Well-Flachbodenplatten. Dazu wurden $3 \cdot 10^5$ T-Zellen mit $5 \cdot 10^5$ CD3-depletierten PBMCs in einem Volumen von 200 µl Medium pro Well inkubiert.

3.2.1.7 CFSE-Färbung von T-Zellen

Die Proliferation von Zellen kann mit Hilfe des Fluoreszenzfarbstoffs CFSE durchflußzytometrisch bestimmt werden. CFSE dringt in ruhende Zellen ein und bindet dort irreversibel an Proteine. Bei der Zellteilung wird der Farbstoff gleichmäßig auf die Tochterzellen verteilt, wodurch die Intensität pro Zelle abnimmt. Proliferierte Zellen enthalten somit weniger CFSE als ruhende und können über die Intensität von CFSE durchflußzytometrisch unterschieden werden. Für die Färbung mit CFSE wurden $2 \cdot 10^7$ Zellen in 1 ml PBS aufgenommen und mit 1 ml einer 5 µM CFSE-Lösung versetzt. Der Färbeschritt erfolgte bei Raumtemperatur für 3 min und wurde durch die Zugabe von 5 ml Medium gestoppt. Anschließend wurden die Zellen zweimal mit Medium gewaschen.

3.2.1.8 Inhibition der α-Mannosidase-I-Aktivität in T-Zellen

Für die Hemmung der α-Mannosidase-I-Aktivität in T-Zellen wurde der Inhibitor Kifunensine verwendet (siehe Abb. 5). Die aufgereinigten T-Zellen wurden mit verschiedenen Konzentrationen versetzt und in 96-Well-Rundbodenplatten ausgesät. Jedes Well wurde mit $1 \cdot 10^6$ Zellen in 200 µl Medium bestückt und inkubiert. Nach 2 Tagen wurden die Zellen geerntet, mit Medium gewaschen und für die Stimulation eingesetzt.

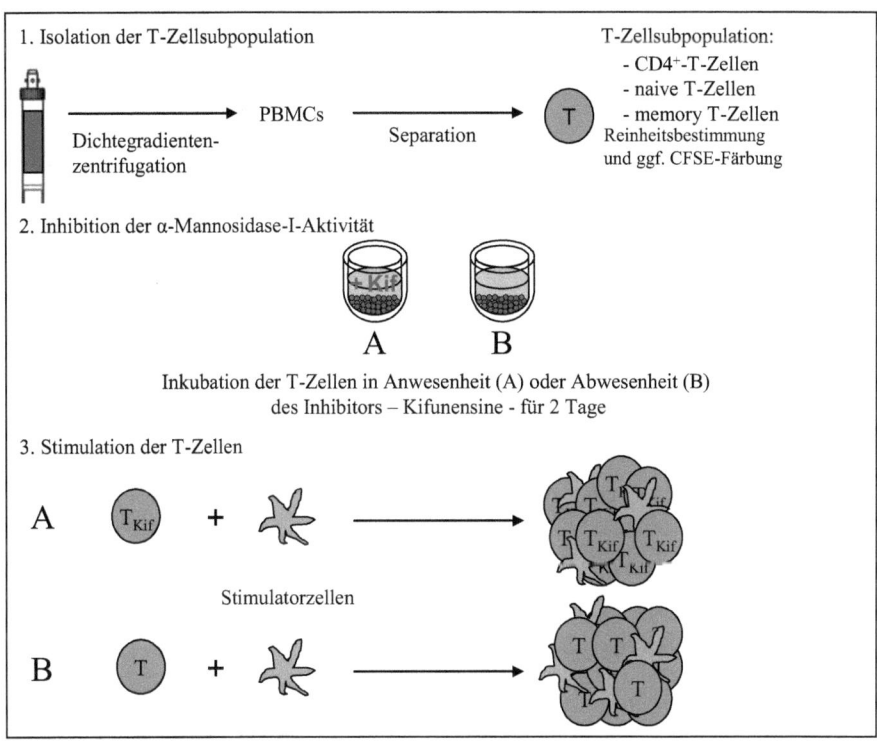

Abb. 5 Protokoll zur Inhibition der α-Mannosidase-I-Aktivität in T-Zellen

Material und Methoden

3.2.1.9 siRNA-Transfektion von T-Zellen

Die Transfektion von T-Zellen mit siRNA wurde mit dem HiPerFect-Reagenz von Qiagen durchgeführt. Die Zellen wurden in das Medium Optimem-I aufgenommen und in eine 24-Well-Kulturplatte mit geringer Zellbindung ausgesät ($5 \cdot 10^5$ Zellen pro Well in 500 µl). Für die Komplexbildung wurden 6 µl siRNA (20 µM) mit 3 µl HiPerFect in 100 µl Optimem-I gemischt und für 5 min bei Raumtemperatur inkubiert. Anschließend wurde der Komplex tropfenweise zu den Zellen gegeben. Die Transfektion erfolgte für 105 min bei 37 °C und 5 % CO_2. Danach wurden die Zellen geerntet, mit PBS gewaschen, in Medium überführt und stimuliert. Die Transfektionsrate wurde mit Hilfe einer FITC-markierten siRNA und der Durchflußzytometrie bestimmt und lag bei 70 %.

3.2.1.10 Detektion von Zelloberflächenmolekülen

Für die durchflußzytometrische Analyse wurden $1 \cdot 10^6$ Zellen eingesetzt. Die Zellen wurden in 100 µl FACS-Puffer aufgenommen. Die Antikörper wurden in einer Verdünnung von 1 zu 100 eingesetzt. Die Inkubation der Zellen mit den Antikörpern erfolgte bei 4 °C für 15 min. Nicht-gebundene Antikörper wurden durch Waschen mit 1 ml FACS-Puffer entfernt. Die Detektion der Lektin-reaktiven Oligosaccharide erfolgte in zwei Schritten. Der erste beinhaltete die Inkubation der Zellen mit 10 µl biotinyliertem PHA-L (4 µg/ml) oder PNA (4 µg/ml). Nachdem die Zellen gewaschen wurden, folgte der zweite Färbeschritt mit 1 µl Streptavidin-gekoppeltem PE-Cy5. Die durchflußzytometrische Analyse erfolgte mit einem BD FacsCalibur. Das Programm Cellquest wurde für die Datenakquise und -analyse verwendet.

3.2.1.11 Enzym-linked Immunsorbent Assay (ELISA)

Für die Bestimmung von IFN-γ und IL-2 in murinen oder humanen Zellkulturüberständen wurden folgende Sets der Firma BD Biosciences verwendet: „Mouse IL-2 ELISA", „Mouse IFN-γ ELISA", „Human IFN-γ ELISA" und „Human IL-2 ELISA". Die enthaltenen Antikörper und das Strepavidin-Peroxidase-Konjugat wurden in einer Verdünnung von 1 zu 250 eingesetzt. Die Messung der Absorption erfolgt bei 450 nm in einem ELISA-Reader (Tecan). Für die Datenakquise wurde das Programm Magellan V6.4 verwendet.

Material und Methoden

3.2.2 Molekularbiologische Methoden

3.2.2.1 Gesamt-RNA-Isolation und cDNA-Synthese

Die Isolation der Gesamt-RNA erfolgte mit dem „Absolutely RNA Miniprep Kit" von Stratagene. Die Elution wurde mit 30 µl und 20 µl Elutionspuffer durchgeführt. Für die Synthese der cDNA wurde der „QuantiTect Reverse Transcription Kit" von Qiagen verwendet.

3.2.2.2 Genexpressionsanalyse

Die TaqMan-Technologie auch qPCR genannt, beruht auf den Prinzipien einer herkömmlichen Polymerasen-Kettenreaktion (PCR). Die Quantifizierung einer gewonnenen cDNA kann zum Einen mit dem Cyanin-Farbstoff SYBR Green erfolgen. Dieser asymmetrische Farbstoff interkaliert in doppelsträngige DNA und emittiert nach der Bindung grünes Licht. Die Bildung von PCR-Produkten kann somit über die Emission detektiert werden. Des Weiteren kann die Quantifizierung über eine Fluoreszenzfarbstoff-markierte Sonde erfolgen. Die Exonuklease-Aktivität der eingesetzten Polymerase verursacht die Hydrolyse der Zielgen-spezifischen Sonde, wodurch die räumliche Nähe des Fluoreszenzfarbstoffs zu seinem Quencher aufgehoben wird. Der Quencher ist somit nicht mehr in der Lage, die Emission der Fluoreszenz zu unterbinden. Die Intensität der Fluoreszenz nimmt mit der Menge der entstandenen PCR-Produkte zu. Der Zyklus der PCR, in dem die Fluoreszenz der Sonde bzw. des Farbstoffs das Hintergrundsignal übersteigt, wird als C_T-Wert (threshold cycle) bezeichnet und bildet die Grundlage für die Quantifizierung der anfänglichen cDNA-Menge. Die Expression eines Zielgens kann relativ auf die Expression eines konstitutiv exprimierten Gens bestimmt werden. Dazu wird die Differenz der jeweiligen C_T-Werte gebildet (Gleichung I). Unter optimalen Bedingungen (Effizienz der Amplifikation gleich 1) kann von einer Verdoppelung der PCR-Produkte pro Zyklus ausgegangen werden, womit Gleichung II gilt.

I. ΔC_T = Mittelwert C_T (Zielgen) - Mittelwert C_T (konstitutiv exprimiertes Gen)

II. Ergebnis = $2^{-\Delta C_T}$

Die Analyse der Genexpression erfolgte in dem „7500 Real Time PCR-System" von Applied Biosystems. Die Reaktionsgefäße und der „TaqMan Universal PCR Master Mix" wurden ebenfalls von Applied Biosystems bezogen. Für jedes zu analysierende Gen wurde zuvor das optimale Primerkonzentrationsverhältnis bestimmt (siehe Tabellen 3.1.1 und 3.1.2). Standardmäßig wurde die Quantifizierung in Doppelbestimmungen durchgeführt.

Material und Methoden

1. Quantifizierung mit SYBR Green

Reaktionsansatz: Reaktionsbedingungen:

SYBR Green PCR Master Mix	6,25 µl
Vorwärtsprimer	1,50 µl
Rückwärtsprimer	1,50 µl
cDNA	1,00 µl
H₂O ad	13,00 µl

I. $50\,°C \rightarrow 2$ min
II. $95\,°C \rightarrow 10$ min
III. 40 Zyklen:
      $95\,°C \rightarrow 15$ s
      $60\,°C \rightarrow 1$ min
IV. $95\,°C \rightarrow 15$ s
V. $60\,°C \rightarrow 1$ min
VI. $95\,°C \rightarrow 15$ s
VII. $60\,°C \rightarrow 15$ s
VIII. $4\,°C \rightarrow \infty$

2. Quantifizierung mit Fluoreszenzfarbstoff-markierter Sonde

Reaktionsansatz: Reaktionsbedingungen:

TaqMan Universal PCR Mastermix	6,25 µl
Vorwärtsprimer	1,50 µl
Rückwärtsprimer	1,50 µl
Sonde (5 pmol/µl)	0,50 µl
cDNA	1,00 µl
H₂O ad	13,00 µl

I. $50\,°C \rightarrow 2$ min
II. $95\,°C \rightarrow 10$ min
III. 40 Zyklen:
      $95\,°C \rightarrow 15$ s
      $60\,°C \rightarrow 1$ min
IV. $4\,°C \rightarrow \infty$

Die Normalisierung der Zielgen-Expression erfolgte entweder auf das in T-Zellen konstitutiv exprimierte Gen CD3 oder HPRT (Hypoxanthin-Phosphoribosyl-Transferase). Die Akquise und Auswertung der Genexpressionsdaten erfolgt mit der 7500 Systems SDS Software.

Material und Methoden

3.2.3 Herstellung des α-Mannosidase-I-Retrovirus

Im Rahmen der Arbeit sollte ein Retrovirus generiert werden, der die kodierende Sequenz für den murinen Vertreter 1A der α-Mannosidase I enthält (pubmed: BC015265). Im Folgenden wird dieser αMann-Retrovirus genannt. Der RZPD-Klon IRAKp961L1525Q enthält ein pCMV-SPORT6-Plasmid, das die vollständige Sequenz des murinen *Man1a*-Gen in sich trägt, und war Grundlage für die Herstellung des αMann-Retrovirus. Für die Produktion war es zunächst notwendig, die kodierende Sequenz des murinen *Man1a*-Gens in das Zielplasmid pMSCV-hCD4 zu klonieren. Das Plasmid enthält das humane *CD4*-Gen, welches hier als Reportermolekül diente. Die Arbeitsgruppe von Prof. Radbruch am Deutschen Rheuma-Forschungszentrum stellte freundlicherweise sowohl das pMSCV-hCD4-Plasmid als auch die CMV-gag-pol- und CMV-env-Plasmide zur Verfügung (siehe Punkt 3.2.3.2). Parallel zur Erstellung des αMann-Virus sollte ein Kontroll-Virus generiert werden, der an Stelle der *Man1a*-Sequenz die Basenabfolge für das grünfluoreszierende Protein trägt (*GFP*).

3.2.3.1 Klonierung des *Man1a*-Gens in das pMSCV-hCD4-Plasmid

Für die Klonierung des murinen *Man1a*-Gens in das pMSCV-hCD4-Plasmids, wurde folgende Strategie, die in Abb. 6 schematisch dargestellt ist, verfolgt:

a. Amplifikation der kodierenden Sequenz von *Man1a*
b. Überprüfung der PCR-Produktgröße
c. Ligation des PCR-Produktes in pDrive
d. Überprüfung der Insertgröße und -sequenz in pDrive
e. Linearisierung des pMSCV-hCD4-Plasmids und Dephosphorylierung
f. Restriktionsverdau des Man1a-pDrive-Plasmids
g. Aufreinigung des Man1a-Inserts
h. Ligation des Man1a-Inserts mit dem pMSCV-hCD4-Plasmid
i. Überprüfung der Insertgröße und -sequenz

Mit Hilfe dieser Strategie war es nicht nur möglich, das *Man1a*-Gen in das pMSCV-hCD4-Plasmid einzubringen, sondern auch das *GFP*-Gen. Im Folgenden werden die einzelnen Schritte der Strategie anhand des *Man1a*-Genes detailliert beschrieben. Abweichungen, die bei der Klonierung der *GFP*-Sequenz auftraten, wurden im Text vermerkt.

Material und Methoden

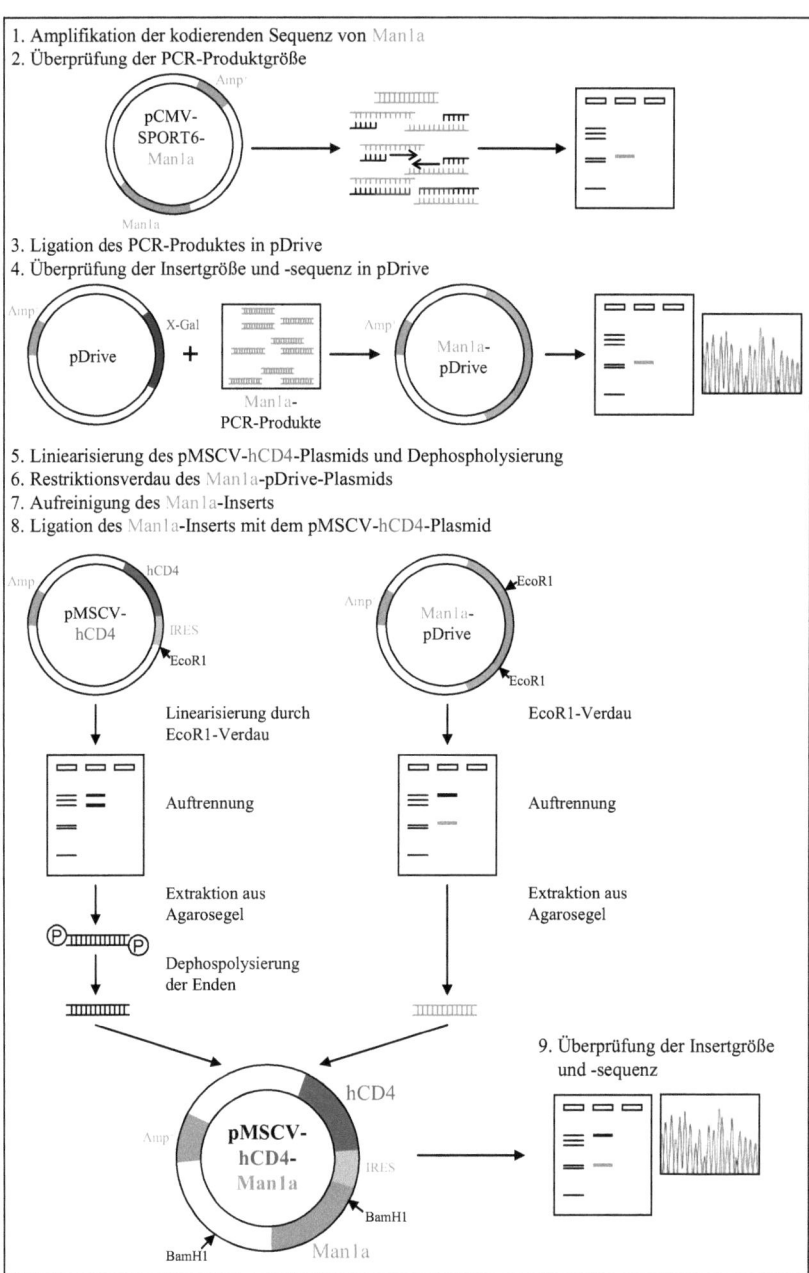

Abb. 6 Strategie zur Herstellung eines αMann-Retrovirus

Material und Methoden

1. Der RZPD-Klon IRAKp961L1525Q enthält ein pCMV-SPORT6-Plasmid (amp^r), in dem die vollständige Sequenz (2821 bp) des murinen *Man1a*-Gens enthalten ist. Der Klon wurde über Nacht vermehrt und das Plasmid mit Hilfe des „Qiagen Plasmid Mini Kits" isoliert. Die für die Amplifikation der kodierenden Sequenz eingesetzten Primer noSPORT-Mannofw und noSPORT-Mannorev wurden so ausgewählt, dass sie jeweils kurz vor dem Startcodon bzw. kurz nach dem Stoppcodon banden. Die Länge des Amplifikats wurde damit von 2,8 kb auf 2 kb verkürzt. Die PCR-Amplifikation erfolgte mit Hilfe des Enzyms Easy-A von Stratagene. Diese Polymerase besitzt nicht nur 3'→5'-Exonuklease-Aktivität (proofreading), sondern auch terminale Transferase-Aktivität, wodurch 3'-A-Überhänge produziert werden, die für die Ligation des PCR-Produktes in den Vektor pDrive notwendig sind.

Reaktionsansatz:		Reaktionsbedingungen:		
Easy-A-Puffer	2,50 µl	I. 95 °C		→ 2 min
dNTPs (jedes 25 mM)	0,20 µl	II. 30 Zyklen:		
noSPORT-Mannofw (10 µM)	0,50 µl		95,0 °C	→ 40 s
noSPORT-Mannorev (10 µM)	0,50 µl		57,7 °C	→ 30 s
Plasmid (10 µg/µl)	2,00 µl		72,0 °C	→ 2 min
Easy-A	0,25 µl	III. 72 °C		→ 7 min
H$_2$O ad	25,00 µl	IV. 4 °C		→ ∞

Die Sequenz für das grünfluoreszierende Protein lag in einem phrGFP-N1-Plasmid (amp^r) vor. Die PCR-Amplifikation erfolgt mit dem Primerpaar GFP-fw und GFP-rev, das eine optimale Bindungstemperatur von 58 °C besitzt. Auf Grund der geringeren Sequenzlänge (719 bp) war eine Elongationszeit von 60 s ausreichend, weiterhin wurde eine hinreichende Vervielfältigung bereits nach 20 Zyklen erreicht.

2. Der Erfolg der Amplifikation wurde in einer Gelelektrophorese überprüft. Dazu wurden 10 µl des PCR-Produkts mit 10 µl Lade-Puffer versetzt und in ein 1,5%iges, Ethidiumbromid-haltiges Agarosegel aufgetragen. Zur Bestimmung der PCR-Produktgröße wurden 10 µl des 1 kb DNA-Markers (1 µg/µl) verwendet. Die elektrophoretische Auftrennung wurde bei 100 V für 50 min durchgeführt. Die Betrachtung und Dokumentation des Gellaufs erfolgte mit einer DeVision DBox und einem UV-Transilluminator. Für die Mengenbestimmung des PCR-Produktes wurde die DeVision G Version 1.0 Software verwendet.

3. Danach erfolgte die Ligation in den „pDrive Cloning Vector" (amp^r/lacZ') von Qiagen. Dieser Vektor liegt in linearisierter Form vor und verfügt über 3'-U-Überhänge, die mit den 3'-A-Überhängen des PCR-Produkts interagieren.

Ligationsansatz:
pDrive (50 µg/µl)   1 µl
PCR-Produkt (10 µg/µl)   2 µl
2x Ligationsmastermix   5 µl
H$_2$O ad   10 µl

Ligationsbedingungen:
14 °C → 16 h

Im unmittelbaren Anschluss erfolgte die Transformation in kompetente *E. coli*-DH5α-Zellen und das Ausplattieren in Anwesenheit von X-Gal (20 µg/ml). Neben der Ligation des Vektors mit dem PCR-Produkt tritt die Religation des Vektors auf. Es entstehen sogenannte Leer-Vektoren, die über ein intaktes Leseraser für das LacZ-α-Peptid verfügen. Zellen, die mit einem „leeren" pDrive-Vektor transformiert werden, exprimieren das LacZ-α-Peptid und sind in der Lage, X-Gal zu hydrolysieren. Dabei entsteht der Farbstoff 4-Chloro-3-Brom-Indigo, und die Kolonie des Klons nimmt eine blaue Färbung an. Erfolgt die Transformation mit einem pDrive-Vektor, der erfolgreich mit einem PCR-Produkt ligiert wurde, verfügt dieser *E. coli*-Klon nicht über die Fähigkeit, das LacZ-α-Peptid zu exprimieren und den blauen Farbstoff abzuspalten. Diese Kolonie weist eine weißliche Färbung auf. Dem entsprechend wurden nur weiße Kolonien gepickt, vermehrt und einer Plasmidisolation (Qiagen) unterzogen.

4. Der Vektor pDrive (3,85 kb) enthält zwei EcoR1-Schnittstellen, eine vor und eine nach der Klonierungsstelle. Die kodierende Sequenz des Gens *Man1a* verfügt über keine EcoR1-Schnittstelle, somit konnte mit Hilfe eines EcoR1-Restriktionsverdaus und einer Gelelektrophorese überprüft werden, ob der Vektor pDrive ein Insert enthält, das der Größe der kodierenden Sequenz für das Gen *Man1a* entspricht.

Restriktionsansatz:
pDrive-Insert   4,0 µl
EcoR1   0,5 µl
EcoR1-Puffer   2,0 µl
H$_2$0 ad   20,0 µl

Restriktionsbedingungen:
37 °C → 3 h

Material und Methoden

Anschließend wurde das Insert von der Firma MWG mit folgenden Primer sequenziert: noSPORT-Mannofw, muMannoSeq1fw, muMannoSeq2rev, muMannoSeq1rev, noSPORT-Mannorev. Die Bestimmung der GFP-Sequenz erfolgte mit den Primern: GFP-fw und GFP-rev.

5. Nach der erfolgreichen Klonierung der kodierenden Sequenz für das Gen *Man1a* in den Vektor pDrive schloss sich der Transfer in den Zielvektor an. Das pMSCV-hCD4-Plasmid enthält kurz nach der IRES eine EcoR1-Schnittstelle und konnte so durch eine Behandlung mit EcoR1 linearisiert werden. Mit Hilfe einer Gelelektrophorese wurde der Erfolg der Linierarisierung überprüft und verbliebene zirkuläre Plasmidformen abgetrennt.

Restriktionsansatz:		Restriktionsbedingungen:
pMSCV-hCD4 (12 µg/µl)	6,6 µl	37 °C → 1 h
EcoR1	1,0 µl	
EcoR1-Puffer	3,0 µl	
H₂0 ad	30,0 µl	

Für die Extraktion wurde der QIAEX II Kit der Firma Qiagen verwendet. Anschließend wurden die Enden des linearen pMSCV-hCD4-Plasmids dephosphoryliert. Dazu wurden die Eluate der Gelextraktion mit 1 µl des Dephosphorylierungsansatzes versetzt.

Dephosphorylierungsansatz:		Dephosphorylierungsbedindungen:
Alkalische Phosphatase (CIP)	1,0 µl	37 °C → 90 min
CIP-Reaktionspuffer	1,4 µl	
H₂O ad	14,0 µl	

6. Parallel zu der Linierarisierung und Dephosphorylierung des pMSCV-hCD4-Plasmids wurde das Man1a-Insert mit Hilfe eines EcoR1-Verdaus aus dem pDrive-Vektor geschnitten. Über eine Gelelektrophorese wurde das Insert vom Plasmid aufgetrennt.

Restriktionsansatz:		Restriktionsbedingungen:
Man1a-pDrive (0,5 ng/µl)	14 µl	37 °C → 1 h
EcoR1	1 µl	
EcoR1-Puffer	3 µl	
H₂0 ad	30 µl	

7. Die Extraktion aus dem Agarosegel wurde mit dem QIAEX II Kit durchgeführt.

Material und Methoden

8. Anschließend erfolgte die Ligation des pMSCV-hCD4-Plasmids mit dem Man1a-Insert. Das Plasmid und Insert verfügten auf Grund der EcoR1-Behandlung über 5'-Überhänge, die mit Hilfe der T4-Ligase miteinander, jedoch ungerichtet, ligiert werden konnten. Danach fand die Transformation in *E. coli*-DH5α-Zellen und Plasmidisolierung (Qiagen) statt.

Ligationsansatz:		Ligationsbedingungen:
pMSCV-hCD4-Plasmid (23 µg/µl)	3,3 µl	14 °C → 16 h
Man1a-Insert (10 µg/µl)	2,0 µl	
T4-Ligase	1,0 µl	
T4-Ligase-Puffer (10x)	2,0 µl	
H$_2$O ad	20,0 µl	

9. Das pMSCV-hCD4-Man1a-Plasmid verfügte nun über zwei EcoR1-Schnittstellen, somit konnte mit Hilfe eines EcoR1-Restriktionsverdaus und einer Gelelektrophorese die Größe des Insert ermittelt werden. Zudem war es notwendig, die Orientierung des Inserts zu bestimmen. Sowohl das pMSCV-hCD4-Plasmid (2 kb nach Klonierungsstelle) als auch die codierende Man1a-Sequenz (400 bp nach Startcodon) enthalten eine BamH1-Schnittstelle (siehe Abb. 6). Die Positionen dieser Schnittstellen bedingen die Entstehung von unterschiedlich großen Fragmenten des pMSCV-hCD4-Man1a-Plasmids in Abhängigkeit von der Orientierung des Inserts. Somit konnte durch einen BamH1-Verdau und einer Gelelektrophorese, die Orientierung des Inserts festgestellt werden.

Restriktionsansatz:		Restriktionsbedingungen:
pMSCV-hCD4-Man1a	4 µl	37 °C → 1 h
BamH1	1 µl	
BamH1-Puffer	2 µl	
BSA (1:100)	2 µl	
H$_2$O ad	20 µl	

Anschließend wurde die Sequenz des Inserts bestimmt (siehe Punkt 4). Die Orientierung des GFP-Inserts wurde gleichzeitig mit der Analyse der Sequenz bestimmt, dazu wurde der Primer pRetro, der im pMSCV-Plasmid vor der Klonierungsstelle bindet, verwendet. Auf diesem Weg war es möglich, ein pMSCV-hCD4-Man1a-Plasmid zu generieren, welches für die Produktion des αMann-Retrovirus verwendet werden konnte. Das pMSCV-hCD4-GFP-Plasmid wurde für die Herstellung des Kontroll-Retrovirus eingesetzt.

Material und Methoden

3.2.3.2 Produktion des αMann-Retrovirus

Für die Produktion eines Retrovirus sind drei Genbereiche notwendig. Zum Einen *gag*, welches für die inneren Bausteine des Virus kodiert. Des Weiteren *pol*, das unter anderem für die Produktion der reversen Transkriptase zuständig ist, und die Gensequenz *env*, die die Informationen für die Bestandteile der Virushülle enthält. Die beiden Genbereiche *gag* und *pol* liegen zusammen in einem Plasmid (CMV-gag-pol) vor, *env* in einem separaten (CMV-env). Für die Produktion des αMann-Retrovirus wurde das pMSCV-hCD4-Man1a-Plasmid (siehe 3.2.3.1) verwendet. Für die Herstellung des Kontroll-Retrovirus wurde das Plasmid pMSCV-hCD4-GFP (siehe 3.2.3.1) eingesetzt. Die Isolation der Plasmide erfolgte mit dem „Endofree Plasmid Maxi Kits" von Qiagen. Die Verpackung des Virus wurde in HEK-293-Zellen durchgeführt. Dazu wurden HEK-293-Zellen in 6 cm Zellkulturschalen ausgesät und kultiviert. Die Transfektion der Zellen erfolgte bei 70%iger Konfluenz. Zwei Stunden, bevor der Transfektionsansatz auf die Zellen gebracht wurde, erfolgte ein Mediumswechsel. Der Ansatz setzte sich wie folgt zusammen:

pMSCV-hCD4-Man1a bzw. pMSCV-hCD4-GFP	10,0 µg
CMV-gag-pol	5,0 µg
CMV-env	2,5 µg
Kalziumchlorid (2 M)	31,0 µl
H$_2$O ad	250,0 µl

Die Plasmid-CaCl$_2$-Mischung wurde mit 250 µl 2x HBS-Puffer vermischt und 20 min bei Raumtemperatur inkubiert. Danach wurde der Ansatz tropfenweise auf die Zellen gegeben. Die Inkubation erfolgte zunächst für 14 h bei 37 °C. Nach dieser ersten Inkubationsphase wurde das Gemisch aus Medium und Transfektionsansatz durch 3 ml Medium ersetzt, um die Versorgung der Zellen für die weitere Kultivierung zu gewährleisten. Die eigentliche Virusproduktion erfolgte bei 32 °C für zwei Tage. Der virushaltige Überstand wurde abgenommen und mit Vivaspin-20-Filtersäulen durch Zentrifugation bei 3000 g für 40 min bei 4 °C konzentriert.

3.2.3.3 Transduktion von murinen CD4$^+$-T-Zellen

CD4$^+$-T-Zellen wurden aus C57BL/6-Mäusen isoliert und mit Festphasen-gebundenen anti-CD3e- (6 µg/ml) und anti-CD28-Antikörpern (4 µg/ml) in 96-Well-Flachbodenplatten stimuliert. Für eine bessere Aktivierung wurden syngene B-Zellen aus C57BL/6-Mäusen isoliert und im Verhältnis 1 zu 2 zu 3·10^5 CD4$^+$-T-Zellen in die Kultur gegeben. Am Tag 1 der Stimulation erfolgte die Transduktion mit dem αMann- bzw. Kontroll-Retrovirus. Dazu wurde der 1-Tag-Kulturüberstand entnommen und bei 37 °C verwahrt. Von dem Viruskonzentrat wurden 100 µl auf die Zellen gegeben. Zur Erhöhung der Infektionsrate wurde die Zellen/Virusmischung 90 min bei 624 g und 32° C zentrifugiert. Anschließend erfolgte eine fünfstündige Inkubation bei 32 °C, der Virusüberstand wurde anschließend durch den 1-Tag-Kulturüberstand ersetzt und die Zellen weiter inkubiert. Die Effizienz der Transduktion wurde über die Expression des humanen CD4-Moleküls (Reportermolekül) mit Hilfe des anti-CD4-FITC-Antikörpers durchflußzytometrisch am Tag 1 nach Transduktion bestimmt.

3.2.4 Transplantation

Die Genehmigung der Tierversuche erfolgte durch die Tierkommission der Charité (Nr.: G0102/06). Die Transplantationen wurden freundlicherweise von Frau Dr. Isabela Schmitt-Knosalla (Institut für Medizinische Immunologie – Charité) durchgeführt. Es wurden ausschließlich Schwanzhauttransplantate von BALB/c-Mäusen verwendet. Als Empfängertiere dienten C57BL/6-Rag$^{(-/-)}$-Mäuse, die auf Grund der genetischen Veränderung im Bereich des *Rag1*-Gens nicht in der Lage sind, CD4$^+$-T-Zellen zu generieren. Zur Anästhesie wurde 0,25 µl einer 0,9 % Natriumchlorid-Lösung mit 1 % Ketamin und 1 % Rompun intraperitoneal appliziert. Auf dem Rücken der C57BL/6-Rag$^{(-/-)}$-Mäuse wurden 1 cm² Hautwunden bis zur Muskelfaszie gesetzt. Stücke der Schwanzhaut von BALB/c-Mäusen wurden C57BL/6 Rag$^{(-/-)}$-Mäusen transplantiert. Das Vernähen der Hauttransplantate erfolgte mit Nylonfäden. Zusätzlich wurden die Wunden mit einem Druckverband versehen, der 7 Tage nach der Transplantation wieder entfernt wurde. Die Beurteilung der Transplantatabstoßung erfolgte täglich mit zeitgleicher Kontrolle des Körpergewichts. Als Zeitpunkt der Abstoßung wurde der Tag definiert, an dem das Transplantat komplett nekrotisch und zerstört war.

3.2.5 Statistik

Die dargestellten Diagramme wurden mit Excel 2003 generiert, die Daten wurden als Mittelwert ± Standardabweichung angegeben. Der statistische Vergleich der einzelnen Experimente wurde mit der Software SPSS 12.0G durchgeführt. Dabei wurde für den Vergleich unabhängiger Stichproben (unterschiedliche Gruppen z. B. naive und memory T-Zellen) der Mann-Whitney-Test durchgeführt. Der Wilcoxon-Test wurde für den Vergleich abhängiger Stichproben (Zeitverlauf z. B. transkriptionelle Regulierung) eingesetzt. Ab einem p-Wert ≤ 0,05 wurde ein statistisch signifikanter Unterschied angenommen (* $p \leq 0,05$; ** $p \leq 0,01$; *** $p \leq 0,001$).

4 Ergebnisse

Über die Rolle der α-Mannosidase I und des Rezeptors für Hyaluronan-vermittelte Migration (RHAMM) bei der T-Zellaktivierung ist bis heute kaum etwas bekannt. Erste Einblicke, die im Rahmen der Arbeit gewonnen wurden, werden auf den folgenden Seiten aufgezeigt. Zunächst werden die Ergebnisse für die α-Mannosidase I dargestellt. Der zweite Teil beschäftigt sich mit dem Marker RHAMM. Die Daten für die α-Mannosidase I gliedern sich in folgende Unterpunkte: Etablierung des α-Mannosidase-I-Aktivitätsnachweises und Entwicklung des Inhibitionsprotokolls, Klärung der transkriptionellen Regulation während der T-Zellaktivierung, Analyse der Bedeutung der Inhibition der α-Mannosidase I für die Aktivierung von T-Zellen, wobei $CD4^+$-T-Zellen im Gesamten und verschiedene Subpopulationen untersucht wurden. Abschließend werden erste Ergebnisse zum Einfluss der Überexpression der α-Mannosidase I auf die Aktivierung von T-Zellen gezeigt. Die Ergebnisse für RHAMM unterteilen sich in folgende Punkte: Klärung der transkriptionellen Regulierung von RHAMM und seinen Isoformen während der T-Zellaktivierung, Etablierung eines Inhibitionsverfahrens von RHAMM und Analyse der Bedeutung für die T-Zellaktivierung, sowie erste Untersuchungen des Einflusses der RHAMM-Inhibition *in vivo*.

4.1 α-Mannosidase I

4.1.1 Nachweis und Inhibierung der Aktivität

4.1.1.1 Einfluss von Kifunensine auf die N-Glycosylierung

Für die Untersuchung der Bedeutung der α-Mannosidase I bei der T-Zellaktivierung war es notwendig, ein Aktivitätsnachweisverfahren zu entwickeln. Unter Punkt 1.3.1 wurde der Schritt, den die α-Mannosidase I katalysiert, aufgezeigt. Jedes gebildete N-Glycan durchläuft diesen Teil der Biosynthese, somit ist die gesamte N-Glycosylierung indirekt anhängig von der α-Mannosidase I. Eine veränderte Aktivität des Enzyms sollte eine veränderte N-Glycosylierung verursachen. Stellvertretend für die Gesamtheit aller N-Glycane wurden die unter Punkt 1.3.1 und 1.3.2.8 erwähnten PHA-L-reaktiven Oligosaccharide betrachtet. Anhand dieser Struktur sollte untersucht werden, ob die Kifunensine-bedingte Hemmung der α-Mannosidase I zu einer Reduktion der PHA-L-Bindungskapazität und damit zu einer verminderten N-Glycosylierung führt. Humane CD4$^+$-T-Zellen wurden mit bzw. ohne Kifunensine für 2 Tage ohne Stimulation inkubiert. Die Zellen wurden geerntet und mit PBS gewaschen. Der Nachweis der PHA-L-reaktiven Oligosaccharide erfolgte durchflußzytometrisch und ist in Abb. 7 dargestellt.

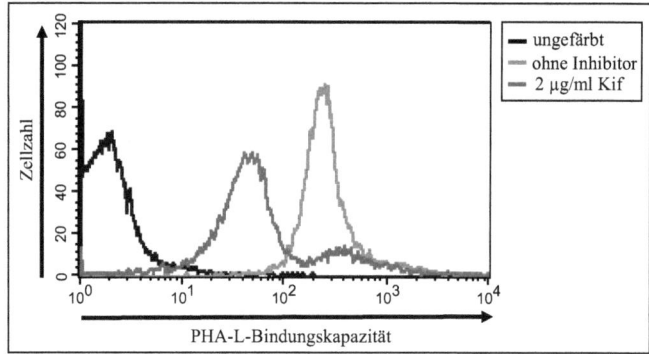

Abb. 7 PHA-L-Bindungskapazitäten von humanen CD4$^+$-T-Zellen, die 2 Tage mit bzw. ohne Kifunensine inkubiert wurden. Das Histogramm stellt ein repräsentatives Ergebnis von drei unabhängig voneinander durchgeführten Experimenten dar.

T-Zellen, die dem Inhibitor ausgesetzt waren, zeigten eine deutlich geringere PHA-L-Bindungskapazität im Verhältnis zu nicht-behandelten T-Zellen. Die Inhibierung der α-Mannosidase I durch Kifunensine resultierte in der Reduktion von N-Glycanen auf den Oberflächenproteinen. Dieser Rückgang konnte mit Hilfe des Lektins PHA-L detektiert und qualitativ über die Bindungskapazität bestimmt werden.

4.1.1.2 Einfluss von Kifunensine auf die O-Glycosylierung

Gleichzeitig sollte geprüft werden, ob die Behandlung mit Kifunensine die O-Glycosylierung von Oberflächenproteinen beeinflusst. Analog zu dem oben beschriebenen Versuchsaufbau wurde für die O-Glycosylierung eine Stellvertreterstruktur untersucht, die unter Punkt 1.3.2.8 bereits erwähnten PNA-reaktiven Oligosaccharide. Humane $CD4^+$-T-Zellen wurden mit bzw. ohne Kifunensine für 2 Tage ohne Stimulation inkubiert. Anschließend wurden die Zellen geerntet und mit PBS gewaschen. Der Nachweis der O-Glycosylierung erfolgte durchflußzytometrisch über die Bindung des Lektins PNA und ist in Abb. 8 dargestellt.

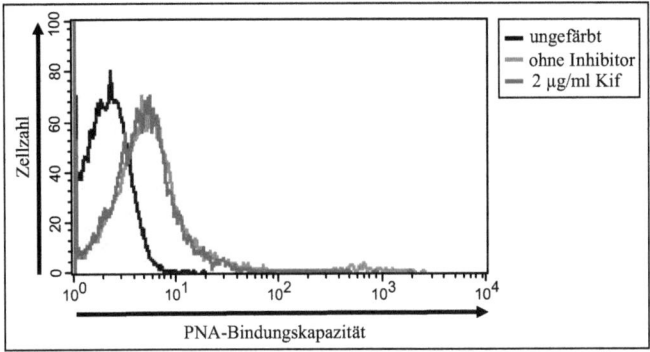

Abb. 8 PNA-Bindungskapazitäten von humanen $CD4^+$-T-Zellen, die für 2 Tage mit bzw. ohne Kifunensine inkubiert wurden. Das Histogramm stellt ein repräsentatives Ergebnis von drei unabhängig voneinander durchgeführten Experimenten dar.

Es war zu sehen, dass T-Zellen, die dem Inhibitor ausgesetzt waren, die gleiche PNA-Bindungskapazität wie nicht-behandelte T-Zellen zeigten. Die O-Glycosylierung von Oberflächenproteinen wurde daher durch Kifunensine nicht beeinflusst.

Ergebnisse

4.1.1.3 siRNA-vermittelte Hemmung der α-Mannosidase-I-Aktivität

Die Behandlung von CD4$^+$-T-Zellen mit Kifunensine führte zu einer Reduktion der N-Glycosylierung von Zelloberflächenproteinen. Es stellte sich die Frage, ob dieser Effekt allein darauf zurückzuführen ist, dass Kifunensine ausschließlich inhibierend auf die Klasse I α-Mannosidase wirkt. In der Literatur sind keine Hinweise darauf zu finden, dass Kifunensine weitere inhibitorische Fähigkeiten besitzt (siehe 1.3.2.7). Um zu beweisen, dass die Reduktion der N-Glycosylierung vorrangig durch die Hemmung der α-Mannosidase I verursacht werden kann, war es notwendig, die Aktivität des Enzyms Kifunensine-unabhängig zu unterbinden. Mit Hilfe der siRNA-Technologie können einzelne Gene gezielt „ausgeschaltet" werden. Humane CD4$^+$-T-Zellen wurden entweder mit einer αMann-spezifischen siRNA (Vertreter MAN1A1) oder einer Kontroll-siRNA transfiziert und 2 Tage ohne Stimulation inkubiert. Der Nachweis der N-Glycosylierung erfolgt über die Bestimmung der PHA-L-Bindungskapazitäten, die in Abb. 9 dargestellt sind.

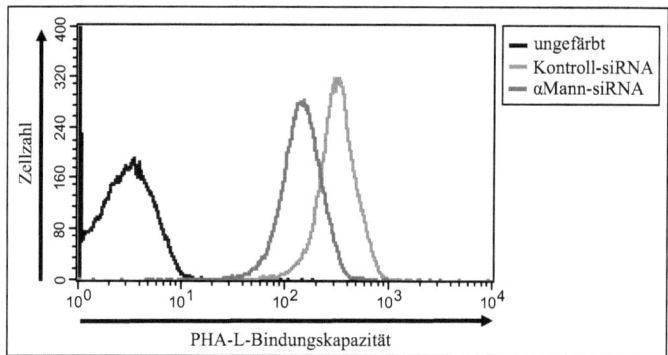

Abb. 9 PHA-L-Bindungskapazitäten von humanen CD4$^+$-T-Zellen, die mit einer αMann-spezifischen oder Kontroll-siRNA transfiziert und für 2 Tage inkubiert wurden. Das Histogramm stellt ein repräsentatives Ergebnis von drei unabhängig voneinander durchgeführten Experimenten dar.

T-Zellen, in die die αMann-spezifische siRNA eingebracht wurde, zeigten eine deutliche geringere PHA-L-Bindungskapazität als Zellen, die mit einer Kontroll-siRNA transfiziert wurden. Die Hemmung der α-Mannosidase-I-Aktivität (Vertreter αMann1A1) durch das Einbringen einer spezifischen siRNA bewirkte eine Reduktion der N-Glycosylierung von Oberflächenproteinen. Damit konnte gezeigt werden, dass die Kifunensine-bedingte Reduktion der N-Glycane hauptsächlich auf die Inhibierung der α-Mannosidase I zurückzuführen war.

4.1.1.4 α-Mannosidase-I-Inhibitionsprotokoll

Die Aktivität der α-Mannosidase I konnte auf Proteinebene über den Inhibitor Kifunensine unterbunden werden oder auf mRNA-Ebene durch das Einbringen einer spezifischen αMann-siRNA (Vertreter MAN1A1). In Abb. 10 sind die daraus resultierenden Reduktionen der N-Glycosylierung auf den Zelloberflächenproteinen dargestellt.

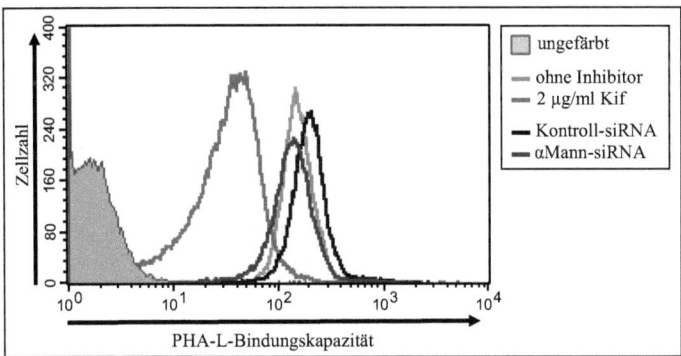

Abb. 10 In humanen CD4$^+$-T-Zellen wurde die Aktivität der α-Mannosidase I entweder durch die Behandlung mit Kifunensine oder durch das Einbringen einer αMann-spezifischen siRNA unterbunden. Nach zweitägiger Inkubation wurden die PHA-L-Bindungskapazitäten bestimmt. Das Histogramm stellt ein repräsentatives Ergebnis von drei unabhängig voneinander durchgeführten Experimenten dar.

Es ist zu erkennen, dass die Inhibition der α-Mannosidase-I-Aktivität auf Proteinebene eine stärkere Reduktion der N-Glycane verursachte als die Unterbindung der Enzymaktivität auf mRNA-Ebene. Daher wurde für die weiteren Untersuchungen die Inhibition durch Kifunensine gewählt (siehe Abb. 5 unter Punkt 3.2.1.8).

Ergebnisse

4.1.1.5 Überexpression der α-Mannosidase I

Eine verminderte α-Mannosidase-I-Aktivität konnte über die PHA-L-Bindungskapazität nachgewiesen werden. Es stellte sich die Frage, ob eine erhöhte Expression der α-Mannosidase I (Vertreter αMann1A) ebenfalls über die PHA-L-Bindungskapazität nachgewiesen werden kann. Murine $CD4^+$-T-Zellen wurden mit dem Kontroll- oder αMann-Retrovirus infiziert. Nach 5 Tagen Gesamtstimulation wurden die Zellen geerntet und mit PBS gewaschen. Der Nachweis der α-Mannosidase-I-Aktivität erfolgte über die Bestimmung der PHA-L-Bindungskapazitäten, die in Abb. 11 dargestellt sind.

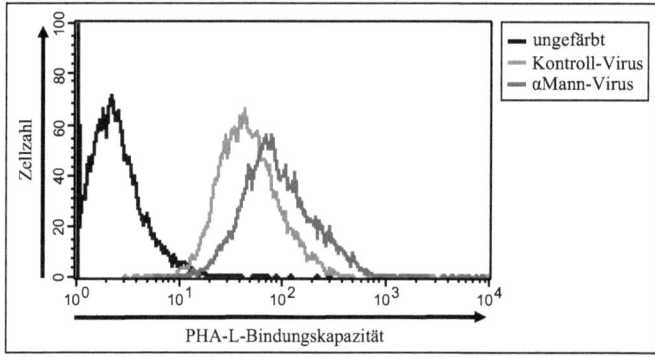

Abb. 11 Murine $CD4^+$-T-Zellen wurden mit dem αMann- oder Kontroll-Retrovirus infiziert. Die Detektion der N-Glycane erfolgte am Tag 5 der Stimulation mit PHA-L und der Durchflußzytometrie. Das Histogramm stellt ein repräsentatives Ergebnis von drei unabhängig voneinander durchgeführten Experimenten dar.

Zellen, die mit dem αMann-Virus transduziert wurden, zeigten eine höhere PHA-L-Bindungskapazität als T-Zellen, die mit dem Kontroll-Virus infiziert wurden. Oberflächenproteine von Zellen, in denen eine Retroviral-bedingte Erhöhung der α-Mannosidase-I-Expression (Vertreter αMann1A) vorlag, trugen in einem höheren Maße PHA-L-reaktive Oligosaccharide. Sie wurden in einem stärker N-glycosylierten Zustand auf der Zelloberfläche exprimiert. Die erhöhte α-Mannosidase-I-Expression konnte mit Hilfe des Lektins PHA-L nachgewiesen werden.

4.1.1.6 Zusammenfassung

Die Aktivität der α-Mannosidase I konnte über die Bestimmung der PHA-L-Bindungskapazität relativ bestimmt werden. Die Kifunensine-bedingte Inhibition bzw. Retroviral-erzeugte Überexpression der α-Mannosidase I führte zu einer veränderten N-Glycosylierung, die mit Hilfe des Lektins PHA-L nachgewiesen werden konnte. Die Inkubation mit dem Inhibitor verursachte keine Veränderungen der O-Glycosylierung der Oberflächenproteine. Kifunensine inhibierte spezifisch nur die N-Glycosylierung.

Ergebnisse

4.1.2 Transkriptionelle Regulation

Nachdem ein Nachweisverfahren für die Aktivität der α-Mannosidase I erfolgreich etabliert werden konnte, sollte zunächst die transkriptionelle Regulierung der α-Mannosidase I (Vertreter Man1a) bestimmt werden. Murine $CD4^+$-T-Zellen wurden isoliert und mit Festphasen-gebundenen anti-CD3e- und anti-CD28-Antiköper stimuliert. Zu den Zeitpunkten 0, 12, 24, 48 und 72 h wurden die Zellen geerntet, die Gesamt-RNA isoliert und in cDNA umgeschrieben. Die Transkriptionslevels der αMann (Vertreter Man1a) wurden mit einer qPCR bestimmt.

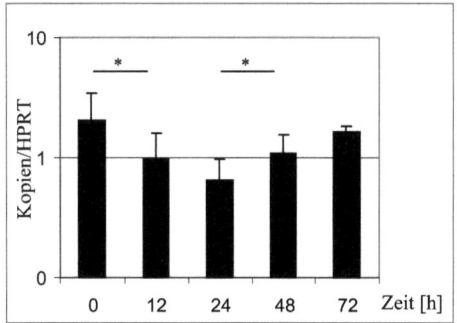

Abb. 12 Murine $CD4^+$-T-Zellen wurden mit Festphasen-gebundenen anti-CD3e- und anti-CD28-Antikörpern stimuliert. Zu den Zeitpunkten 0, 12, 24, 48 und 72 h wurden die Zellen geerntet, die Gesamt-RNA isoliert, in cDNA umgeschrieben und die Expressionslevels der α-Mannosidase I (Vertreter Man1a) in einer qPCR bestimmt. Die Normalisierung erfolgte auf das konstitutiv exprimierte Gen HPRT. Dargestellt sind die Mittelwerte ± Standardabweichung von n = 8 unabhängig voneinander durchgeführten Experimenten (Wilcoxon-Test, * $p \leq 0{,}05$).

Abb. 12 zeigt die transkriptionelle Regulierung der α-Mannosidase I (Vertreter Man1a) während der Aktivierung von murinen $CD4^+$-T-Zellen. Es ist zu erkennen, dass zu Beginn der Stimulation die Transkription herunterreguliert wurde. Bereits die Reduktion nach 12 h war statistisch signifikant. Für die hier ausgewählten Zeitpunkte war die maximale Abnahme um das bis zu 8fache nach 24 h Stimulation erkennbar, dieser folgte eine signifikante Hochregulation um das 2,6fache. Die Abnahme der Transkription war somit transient. Nach 72 h Stimulation erreichte die Transkription der α-Mannosidase I wieder das Ausgangslevel (0 h). Die transiente Herunterregulierung der α-Mannosidase I konnte auf Proteinebene mit Hilfe des unter Punkt 4.1.1 beschriebenen Aktivitätsnachweises nicht gezeigt werden.

Ergebnisse

4.1.3 Die α-Mannosidase I in CD4$^+$-T-Zellen

Es konnte gezeigt werden, dass die α-Mannosidase-I-Expression während der Aktivierung von CD4$^+$-T-Zellen transient herunterreguliert wurde. Als nächstes sollte geklärt werden, welchen Einfluss die Inhibition der α-Mannosidase I auf das Verhalten von CD4$^+$-T-Zellen während der Aktivierung hat. Dazu wurden die T-Zellen dem unter Punkt 3.2.1.8 beschriebenen Inhibitionsprotokoll unterzogen. In Kürze: T-Zellen wurden 2 Tage mit oder ohne den Inhibitor Kifunensine vorinkubiert. Dieser wurde über einen Waschschritt vor der Simulation entfernt.

4.1.3.1 Abhängigkeit der α-Mannosidase-I-Aktivität von der Inhibitorkonzentration

Als Erstes wurde untersucht, welchen Einfluss die Kifunensine-Konzentration, die für die Vorinkubation verwendet wurde, auf die α-Mannosidase-I-Aktivität während der Stimulation hat. Humane CD4$^+$-T-Zellen wurden mit 0; 0,5; 1; 2; 10; 20 und 40 µg/ml Kifunensine für 2 Tage vorinkubiert und anschließend mit CD3-depletierten allogenen PBMCs stimuliert. Am Tag 3 der Stimulation wurden die Zellen geerntet und mit PBS gewaschen. Der Nachweis der α-Mannosidase-I-Aktivität erfolgte über die Bestimmung der PHA-L-Bindungskapazität.

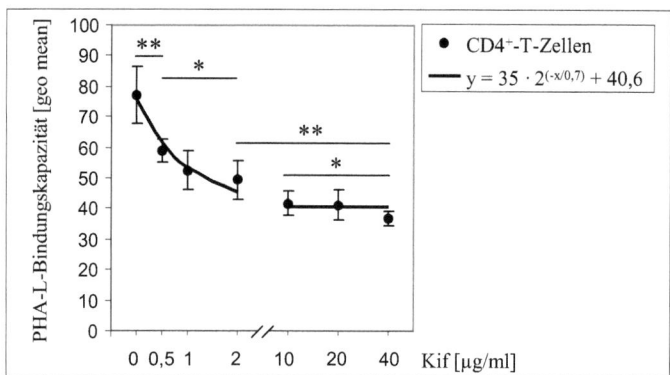

Abb. 13 Humane CD4$^+$-T-Zellen wurden mit 0; 0,5; 1; 2; 10; 20 und 40 µg/ml Kifunensine für 2 Tage inkubiert und anschließend mit CD3-depletierten allogenen PBMCs stimuliert. Am Tag 3 der Stimulation wurden die Zellen geerntet und mittels Durchflußzytometrie die α-Mannosidase-I-Aktivität bestimmt. Dargestellt sind die Mittelwerte ± Standardabweichung von n = 7 unabhängig voneinander durchgeführten Experimenten (Wilcoxon-Test, * p ≤ 0,05, ** p ≤ 0,01).

In Abb. 13 sind die PHA-L-Bindungskapazitäten von T-Zellen am Tag 3 der Stimulation in Abhängigkeit von der Kifunensine-Konzentration dargestellt. Es ist zu erkennen, dass eine Vorinkubation mit dem Inhibitor ausreichend war, um die Aktivität der α-Mannosidase I auch

Ergebnisse

noch nach dreitägiger Stimulation zu beeinflussen. Weiterhin ist zu sehen, dass die PHA-L-Bindungskapazität mit der Erhöhung der zur Vorinkubation eingesetzten Inhibitormenge abnahm. Bereits eine Vorbehandlung mit 0,5 µg/ml Kifunensine reduzierte die PHA-L-Bindungskapazität von T-Zellen statistisch signifikant im Vergleich zu unbehandelten T-Zellen. Die Vervierfachung der Inhibitormenge von 0,5 auf 2 µg/ml führte zu einer weiteren signifikanten Reduktion der Bindungskapazität. Es scheint in diesem Konzentrationsbereich ein proportionaler Zusammenhang zwischen der Inhibitormenge und der α-Mannosidase-I-Aktivität zu bestehen. Diese Abhängigkeit war für die höheren Vorinkubationskonzentrationen nicht mehr zu beobachten. Die PHA-L-Bindungskapazität nahm mit der Erhöhung der Kifunensine-Konzentration zwar weiterhin ab, aber erst das 20fache der Konzentration von 2 µg/ml resultierte in einer weiteren signifikanten Reduktion. Eine signifikante Reduktion ist ebenso zwischen den beiden Konzentrationen von 10 µg/ml und 40 µg/ml Kifunensine zu erkennen. Der Abstand zwischen der Bindungskapazität von 10 µg/ml und 40 µg/ml ist jedoch relativ gering im Vergleich zu der Differenz von 0 µg/ml und 10 µg/ml. Die weitere Reduktion war nur auf Kosten von sehr hohen Inhibitorkonzentrationen bei der Vorinkubation erreichbar. Die Effektivität einer verwendeten Konzentration an Kifunensine konnte relativ bestimmt werden, wenn sie ins Verhältnis zum Reduktionsmaß gesetzt wurde. Die effektivste Konzentration, definiert als größtmögliche Reduktion der Bindungskapazität bei kleinstmöglicher Inhibitormenge, lag hier zwischen den Konzentrationen von 2 µg/ml und 10 µg/ml Kifunensine vor. Diese Aussage ist direkt an den Versuchsaufbau d. h. die zweitägige Vorinkubation gebunden und nur für den dritten Tag der Stimulation zulässig.

4.1.3.2 T-Zellaktivierung

Nachdem gezeigt werden konnte, dass die α-Mannosidase-I-Aktivität während der Stimulation in direkter Abhängigkeit von der für die Vorinkubation verwendeten Inhibitorkonzentration stand, sollte geklärt werden, welchen Einfluss die Inhibierung auf die Aktivierung von $CD4^+$-T-Zellen hat. CD69 ist ein Aktivierungsmarker der frühen Phase und kann als Maß für die Aktivierung verwendet werden. Humane $CD4^+$-T-Zellen wurden mit 0; 0,5; 1; 2; 10; 20 und 40 µg/ml Kifunensine für 2 Tage vorinkubiert und anschließend mit CD3-depletierten allogenen PBMCs stimuliert. Am Tag 3 der Stimulation wurde die Frequenz an $CD69^+$-Zellen mit Hilfe der Durchflußzytometrie bestimmt und ist in Abb. 14 dargestellt.

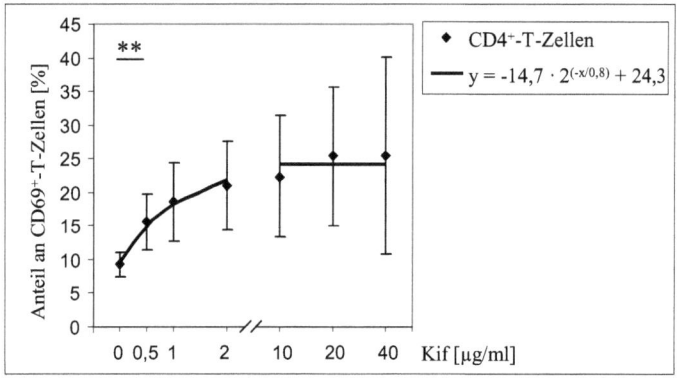

Abb. 14 Humane $CD4^+$-T-Zellen wurden mit 0; 0,5; 1; 2; 10; 20 und 40 µg/ml Kifunensine für 2 Tage inkubiert und anschließend mit CD3-depletierten allogenen PBMCs stimuliert. Am Tag 3 der Stimulation wurden die Zellen geerntet und die Frequenz an $CD69^+$-Zellen durchflußzytometrisch bestimmt. Dargestellt sind die Mittelwerte ± Standardabweichung von n = 14 unabhängig voneinander durchgeführten Experimenten (Wilcoxon-Test, ** $p \leq 0,01$).

Es ist zu erkennen, dass die Inhibition der α-Mannosidase I zu einer verstärkten Aktivierung der T-Zellen führte. Alle verwendeten Kifunensine-Konzentrationen führten zu einem statistisch signifikanten Anstieg in der Frequenz der $CD69^+$-T-Zellen. Im Bereich der Konzentrationen 0,5 bis 2 µg/ml Kifunensine war ein linearer Anstieg in der Zunahme erkennbar, der dann in ein Plateau überging. Im Gegensatz zu der Reduktion der PHA-L-Bindungskapazität führte die Erhöhung der Inhibitorkonzentration von 2 µg/ml auf 40 µg/ml Kifunensine nicht zu einer weiteren signifikanten Steigerung der Frequenz an $CD69^+$-T-Zellen.

Auffällig ist, dass die Erhöhung der $CD69^+$-T-Zellen starken Schwankungen unterlegen war. Dies war jedoch nur zu beobachten, wenn die Gesamtheit aller durchgeführten Stimulation betrachtet wurde. Jede Stimulation einzeln betrachtet, zeigte eine Zunahme der $CD69^+$-T-Zellen, wie sie in Abb. 14 dargestellt ist.

Analog zu der PHA-L-Bindungskapazität konnte auch hier die Effektivität der verwendeten Inhibitorkonzentration relativ bestimmt werden, mit der Definition größtmöglicher Anstieg in der Frequenz an $CD69^+$-T-Zellen bei kleinstmöglicher Kifunensine-Konzentration. Wie im Abschnitt zuvor beobachtet, lag die effektivste zwischen 2 µg/ml und 10 µg/ml Kifunensine. Für die weiteren Versuche wurden diese beiden Konzentrationen verwendet. Im Gesamten betrachtet konnten beide Eigenschaften mathematisch als eine Funktion von $y = A \cdot 2^{(x/B)} + C$ beschrieben werden.

Ergebnisse

4.1.3.3 Zytokinproduktion und -transkription

Es konnte gezeigt werden, dass die Inhibition der α-Mannosidase-I-Aktivität in CD4⁺-T-Zellen zu einer verstärkten Aktivierung während der Stimulation führte. Daraufhin sollte die Frage geklärt werden, ob die Aktivität der α-Mannosidase I die Transkription und Sekretion von IL-2 und IFN-γ beeinflusst. Humane CD4⁺-T-Zellen wurden mit 0, 2 und 10 µg/ml Kifunensine für 2 Tage vorinkubiert. Danach erfolgte die Stimulation mit CD3-depletierten allogenen PBMCs. Nach 24 und 48 h wurden die Kulturüberstände entnommen. Die Bestimmung der IL-2- bzw. IFN-γ-Proteinkonzentration erfolgte mit Hilfe eines ELISAs. Zu den gleichen Zeitpunkten wurden die Zellen geerntet, die Gesamt-RNA isoliert und in cDNA umgeschrieben. Die Transkriptionslevels von IL-2 bzw. IFN-γ wurden mittels qPCR bestimmt.

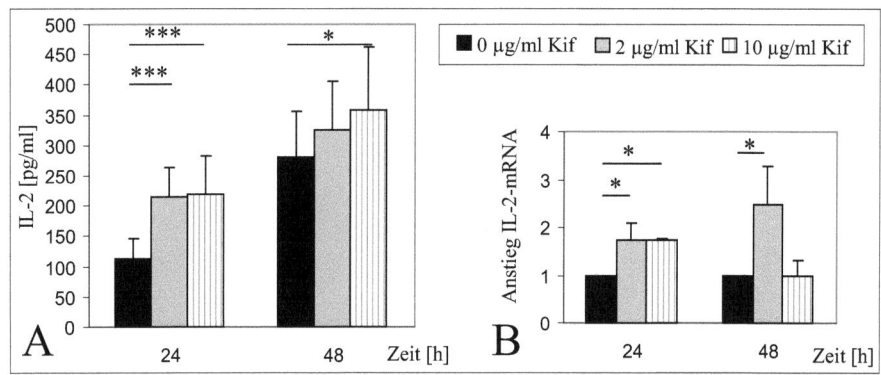

Abb. 15 Humane CD4⁺-T-Zellen wurden mit 0, 2 und 10 µg/ml Kifunensine für 2 Tage inkubiert und anschließend mit CD3-depletierten allogenen PBMCs stimuliert. A) Nach 24 und 48 h wurden die Kulturüberstände entnommen und die Proteinmenge von IL-2 mit Hilfe eines ELISAs bestimmt. Dargestellt sind die Mittelwerte ± Standardabweichung von n = 13 unabhängig voneinander durchgeführten Experimenten (Wilcoxon-Test, * p ≤ 0,05, *** p ≤ 0,001). B) Zu den gleichen Zeitpunkten wurden die Zellen geerntet, die Gesamt-RNA isoliert, in cDNA umgeschrieben und die Expressionslevels der IL-2-mRNA in einer qPCR bestimmt. Die Normalisierung erfolgte auf das in T-Zellen konstitutiv exprimierte Gen CD3. Dargestellt ist das Vielfache ± Standardabweichung der IL-2-mRNA in den Kifunensine-vorbehandelten CD4⁺-T-Zellen bezogen auf die Transkription der nicht-vorbehandelten Zellen von n = 5 unabhängig voneinander durchgeführten Experimenten (Wilcoxon-Test, * p ≤ 0,05).

In Abb. 15A ist die IL-2-Produktion während der Stimulation von Kifunensine-vorbehandelten und nicht-behandelten T-Zellen dargestellt. T-Zellen, deren α-Mannosidase-I-Aktivität zuvor inhibiert wurde, produzierten nach 24 h Stimulation statistisch signifikant mehr IL-2 im Vergleich zu Zellen, die dem Inhibitor nicht ausgesetzt waren. Beide Konzentrationen führten zu einem ähnlichen Anstieg in der IL-2-Produktion. Nach 48 h Stimulation war nur für die höhere Kifunensine-Konzentration eine signifikante Mehrproduktion zu verzeichnen. Zeitgleich mit der Bestimmung auf Proteinebene wurde die Transkription von IL-2 untersucht und ist in Abb. 15B dargestellt. Es ist zu erkennen, dass nach 24 h Stimulation in Kifunensine-vorbehandelten T-Zellen die Transkription von IL-2 gesteigert war. Die Anstiege waren für beide Kifunensine-Konzentrationen statistisch signifikant. Wie schon auf der Proteinebene beobachtet wurde, führten beide Inhibitormengen zu einem gleich starken Anstieg. Für die IL-2-Transkription nach 48 h war konträr zur Proteinkonzentration für die Kifunensine-Konzentration von 2 µg/ml ein signifikanter Anstieg nachweisbar.

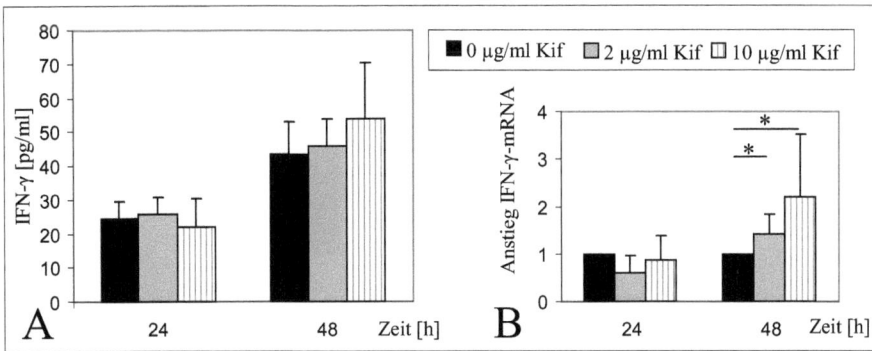

Abb. 16 Humane CD4$^+$-T-Zellen wurden mit 0, 2 und 10 µg/ml Kifunensine für 2 Tage inkubiert und anschließend mit CD3-depletierten allogenen PBMCs stimuliert. A) Nach 24 und 48 h wurden die Kulturüberstände entnommen und die Proteinmenge an IFN-γ mit Hilfe eines ELISAs bestimmt. Dargestellt sind die Mittelwerte ± Standardabweichung von n = 13 unabhängig durchgeführten Experimenten. B) Zu den gleichen Zeitpunkten wurden die Zellen geerntet, die Gesamt-RNA isoliert, in cDNA umgeschrieben und die Expressionslevels der IFN-γ-mRNA in einer qPCR bestimmt. Die Normalisierung erfolgte auf das in T-Zellen konstitutiv exprimierte Gen CD3. Dargestellt ist das Vielfache ± Standardabweichung der IFN-γ-mRNA in der Kifunensine-vorbehandelten CD4$^+$-T-Zellen bezogen auf die Transkription der nicht-vorbehandelten Zellen von n = 5 unabhängig voneinander durchgeführten Experimenten (Wilcoxon-Test, * p ≤ 0,05).

Neben der Bestimmung von IL-2 wurde auch die Proteinausschüttung und Transkription von IFN-γ bestimmt. In Abb. 16A ist zu erkennen, dass nach 24 h und 48 h Stimulation die Kifunensine-vorbehandelten T-Zellen im gleichen Maß IFN-γ produzierten wie Zellen, deren α-Mannosidase-I-Aktivität nicht inhibiert wurde. Abb. 16B zeigt die transkriptionelle Regulierung der IFN-γ-mRNA während der Stimulation. Nach 24 h Stimulation waren keine Unterschiede detektierbar zwischen Kifunensine-behandelten und unbehandelten T-Zellen. Zu dem späteren Zeitpunkt der Stimulation konnte eine Erhöhung der Transkription in Kifunensine-behandelten T-Zellen beobachtet werden. Beide Inhibitormengen führten zu einem statistisch signifikanten Anstieg, wobei die Konzentration von 10 µg/ml einen stärkeren Einfluss zeigte.

Ergebnisse

4.1.3.4 Proliferation

Weiterhin sollte die Frage geklärt werden, ob die Hemmung der α-Mannosidase I durch Kifunensine die Proliferation von T-Zellen beeinflusst. Humane CD4$^+$-T-Zellen wurden mit CFSE gefärbt und 2 Tage mit 0, 2 und 10 µg/ml Kifunensine inkubiert. Anschließend erfolgte die Stimulation mit CD3-depletierten allogenen PBMCs. Am Tag 5 wurde die Proliferation mittels Durchflußzytometrie bestimmt, diese ist in Abb. 17 dargestellt.

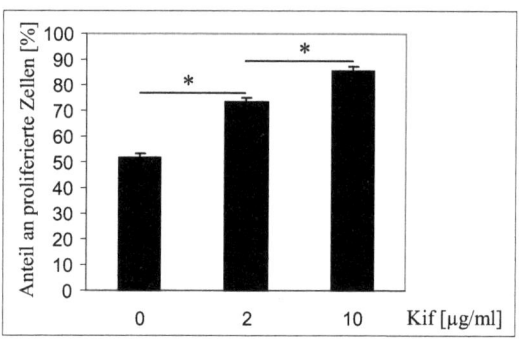

Abb. 17 Humane CD4$^+$-T-Zellen wurden mit CFSE gefärbt und 2 Tage mit 0, 2 und 10 µg/ml Kifunensine inkubiert. Anschließend erfolgt die Stimulation mit CD3-depletierten allogenen PBMCs. Am Tag 5 der Stimulation wurde die Proliferation über die Intensität von CFSE durchflußzytometrisch bestimmt. Dargestellt sind die Mittelwerte ± Standardabweichung von n = 5 unabhängig voneinander durchgeführten Experimenten (Wilcoxon-Test, * p ≤ 0,05).

Es ist zu erkennen, dass die Inhibierung der α-Mannosidase-I-Aktivität durch Kifunensine einen statistisch signifikanten Anstieg in der Proliferation von T-Zellen verursachte. Der Anstieg war dabei proportional zu der eingesetzten Inhibitorkonzentration. Zellen, die mit 10 µg/ml Kifunensine behandelt wurden, proliferierten statistisch signifikant mehr als T-Zellen, deren α-Mannosidase-I-Aktivität mit 2 µg/ml Kifunensine inhibiert wurde.

4.1.3.5 Zusammenfassung

Die Inhibierung der α-Mannosidase-I-Aktivität in CD4$^+$-T-Zellen führte zu einer geringeren PHA-L-Bindungskapazität und erhöhten Frequenz an CD69$^+$-T-Zellen. In Kifunensine-behandelten Zellen konnte eine Erhöhung der IL-2-Proteinproduktion und Transkription gezeigt werden. Die Ausschüttung an IFN-γ wurde durch die Inhibition nicht beeinflusst, jedoch die mRNA-Transkription. Weiterhin war zu erkennen, dass CD4$^+$-T-Zellen mit eingeschränkter α-Mannosidase-I-Aktivität stärker proliferierten.

4.1.4 Bestimmung der α-Mannosidase-I-Aktivität in T-Zellsubpopulationen

Wurde die Aktivität der α-Mannosidase I im Vorfeld der Stimulation inhibiert, waren $CD4^+$-T-Zellen in einem erhöhten Maß aktivierbar. Für höhere Kifunensine-Konzentrationen wurden große Schwankungen in den Anstiegen der $CD69^+$-T-Zellen beobachtet. Es stellte sich die Frage, ob diese Unterschiede allein bedingt wurden durch die verschiedenen MHC-Inkompatiblitäten der Spender, oder ob eine unterschiedliche Aktivität der α-Mannosidase I in Subpopulationen von T-Zellen dafür Ursache war. In frisch isolierten PBMCs gesunder Spender wurden verschiedene Subpopulationen mit Hilfe von Fluoreszenzfarbstoff-markierten Antikörpern identifiziert. Die Bestimmung der α-Mannosidase-I-Aktivität erfolgte über die PHA-L-Bindungskapazität. Für die durchflußzytometrische Analyse wurde der FacsCanto verwendet. Die Datenakquise und -analyse wurde mit der FACSDiva-Software durchgeführt. Folgende Subpopulationen wurden untersucht: naive T-Zellen ($CD45RA^+$), memory T-Zellen ($CD45RO^+$), $CD25^-$-, $CD25^+$- und T-Zellen, die CD25 nur schwach exprimieren ($CD25^{dim}$). Die PHA-L-Bindungskapazitäten der untersuchten Subpopulationen sind in Abb. 18 dargestellt.

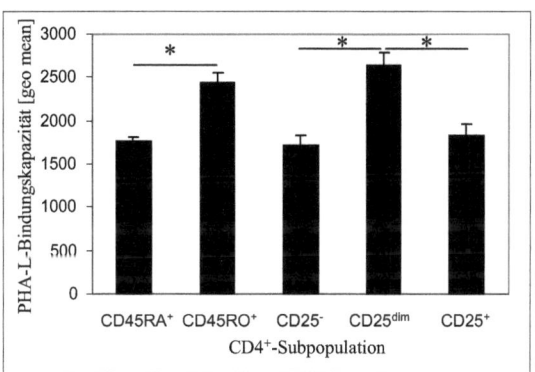

Abb. 18 PHA-L-Bindungskapazität von humanen naiven ($CD45RA^+$), memory ($CD45RO^+$), $CD25^-$, $CD25^{dim}$- und $CD25^+$-T-Zellen. Dargestellt sind die Mittelwerte ± Standardabweichung von n = 3 unabhängig voneinander durchgeführten Experimenten (Mann-Whitney-Test, * $p \leq 0{,}05$).

Es ist zu erkennen, dass memory T-Zellen über eine statistisch signifikant höhere PHA-L-Bindungskapazität und damit höhere α-Mannosidase-I-Aktivität verfügten als naive T-Zellen. $CD25^+$und $CD25^-$-T-Zellen zeigten eine ähnliche Enzymaktivität wie naive T-Zellen. Vor kurzem aktivierte $CD25^{dim}$-Effektor-T-Zellen, wiesen eine statistisch signifikant höhere α-Mannosidase-I-Aktivität auf verglichen mit $CD25^-$- und $CD25^+$-T-Zellen.

4.1.5 Die α-Mannosidase I in naiven und memory T-Zellen

Es wurde festgestellt, dass in naiven und memory T-Zellen die α-Mannosidase I unterschiedlich aktiv war. Daraufhin sollte geklärt werden, ob beide Subpopulationen sich auch hinsichtlich der transkriptionellen Regulation der α-Mannosidase I und der Beeinflussbarkeit unterscheiden.

4.1.5.1 Transkriptionelle Regulation

Für die Bestimmung der α-Mannosidase-I-Transkription (Vertreter MAN1A1) während der Stimulation von naiven und memory T-Zellen wurden beide Subpopulationen aus den PBMCs gesunder Spender isoliert und mit allogenen CD3-depletierten PBMCs stimuliert. Zu den Zeitpunkten 0, 24, 48, 72 und 96 h wurden die Zellen geerntet, die Gesamt-RNA isoliert und die cDNA synthetisiert. Die Transkriptionslevels der α-Mannosidase I wurden mittels qPCR bestimmt.

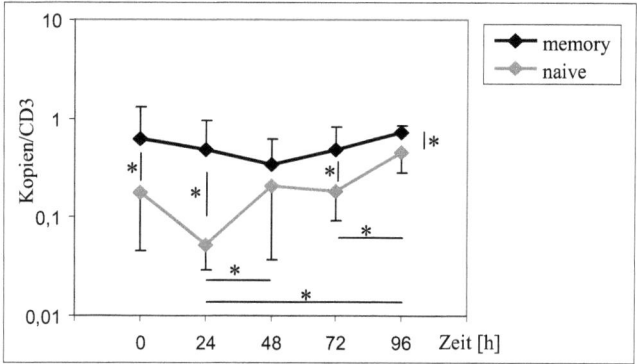

Abb. 19 Humane naive und memory T-Zellen wurden mit CD3-depletierten allogenen PBMCs stimuliert. Zu den Zeitpunkten 0, 24, 48, 72 und 96 h Stimulation wurden die Zellen geerntet, die Gesamt-RNA isoliert und die cDNA synthetisiert. Die Bestimmung der α-Mannosidase-I-Transkription (Vertreter MAN1A1) erfolgte mittels qPCR. Die Normalisierung erfolgte auf das in T-Zellen konstitutiv exprimierte CD3-Gen. Dargestellt sind die Mittelwerte ± Standardabweichung von n = 5 unabhängig voneinander durchgeführten Experimenten. (Wilcoxon-Test bzw. Mann-Whitney-Test für den Vergleich von naiven und memory T-Zellen, * $p \leq 0{,}05$).

In Abb. 19 ist zu erkennen, dass das Transkriptionslevel der α-Mannosidase I in memory T-Zellen während der Stimulation konstant blieb. In naiven T-Zellen konnte ein anderer Verlauf beobachtet werden. Zunächst war eine Reduktion der α-Mannosidase I zwischen den Stunden 0 und 24 zu beobachten, der eine 4fache, statistisch signifikante Hochregulation folgte. Im weiteren Verlauf stieg die Transkription weiter an und näherte sich dem Level von memory T-Zellen, erreichte dieses jedoch nicht ganz.

Ergebnisse

Zu jedem Zeitpunkt wurde in memory T-Zellen ein höheres Transkriptionslevel nachgewiesen als in naiven. Zu den Zeitpunkten 0, 24, 72 und 96 h war dieser Unterschied statistisch signifikant. Zu Beginn der Stimulation lag in memory T-Zellen die 3,5fache Menge an α-Mannosidase-I-Transkripten vor. Auf Grund der transienten Reduktion in den naiven T-Zellen stieg dieser Unterschied auf das 9fache an. Im weiteren Verlauf der Stimulation schwankte er zwischen dem 1,6 und 2,6fachen.

Die Transkription der α-Mannosidase I war in naiven und memory T-Zellen unterschiedlich reguliert. In memory T-Zellen konnte eine konstante Expression nachgewiesen werden, in naiven wurde, wie schon für murine $CD4^+$-T-Zellen gezeigt, eine transiente Reduktion beobachtet.

4.1.5.2 T-Zellaktivierung

Es konnte gezeigt werden, dass während der Stimulation in naiven und memory T-Zellen die α-Mannosidase I unterschiedlich transkribiert wurde. Daraufhin stellte sich die Frage, ob die beiden Populationen sich auch in ihrer Aktivierung unterscheiden, wenn die α-Mannosidase I inhibiert wurde. Naive und memory T-Zellen wurden aus den PBMCs gesunder Spender isoliert und mit 0, 2 und 10 µg/ml Kifunensine für 2 Tage inkubiert und anschließend mit allogenen CD3-depletierten PBMCs stimuliert. Nach 24 h Stimulation wurden die Zellen geerntet und die Frequenz an CD69$^+$-T-Zellen durchflußzytometrisch bestimmt.

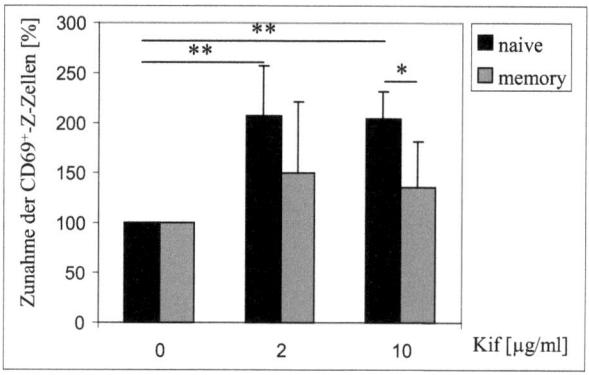

Abb. 20 Humane naive und memory T-Zellen wurden mit 0, 2 und 10 µg/ml Kifunensine für 2 Tage inkubiert und anschließend mit allogenen CD3-depletierten PBMCs stimuliert. Nach 24 h Stimulation wurde mittels der Durchflußzytometrie die Frequenz an CD69$^+$-T-Zellen bestimmt. Gezeigt sind die prozentualen Anstiege ± Standardabweichung in der Frequenz an CD69$^+$-T-Zellen mit 0 µg/ml Kif = 100 % von n = 5 unabhängig voneinander durchgeführten Experimenten (Wilcoxon-Test bzw. Mann-Whitney-Test für den Vergleich von naiven und memory T-Zellen, * p ≤ 0,05, ** p ≤ 0,01).

In Abb. 20 sind die Anstiege in der Frequenz an CD69$^+$-T-Zellen dargestellt. Es ist für beide Populationen zu erkennen, dass die Inhibition der α-Mannosidase-I-Aktivität zu einem Anstieg der CD69$^+$-T-Zellen führte. Für beide Subpopulationen wurde kein Unterschied zwischen den eingesetzten Kifunensine-Konzentrationen nachgewiesen. Weiterhin ist zu sehen, dass der Einfluss des Inhibitors Kifunensine auf naive T-Zellen deutlich stärker war als auf memory T-Zellen und zu statistisch signifikanten Anstiegen führte im Vergleich zu naiven T-Zellen, deren α-Mannosidase-I-Aktivität zuvor nicht inhibiert wurde. Im Falle der Behandlung mit 10 µg/ml Kifunensine konnte sogar ein statistisch signifikanter Unterschied zwischen der Zunahme an CD69$^+$-T-Zellen in naiven und memory T-Zellen beobachtet werden.

Ergebnisse

4.1.5.3 Zytokinproduktion und -transkription

Die Hemmung der α-Mannosidase-I-Aktivität führte in naiven T-Zellen zu einer höheren Frequenz an CD69⁺-T-Zellen als in memory T-Zellen während der Stimulation. Als nächstes sollte untersucht werden, ob die Aktivität der α-Mannosidase I die Zytokinproduktion und -transkription beeinflusst. Naive und memory T-Zellen wurden aus den PBMCs gesunder Spender isoliert und mit 0, 2 und 10 µg/ml Kifunensine für 2 Tage inkubiert. Anschließend wurden die Zellen mit allogenen CD3-depletierten PBMCs stimuliert. Nach 24 und 48 h wurden die Kulturüberstände geerntet und die Proteinkonzentrationen von IL-2 und IFN-γ mittels eines ELISA bestimmt, die ermittelten Werte sind in Abb. 21 dargestellt.

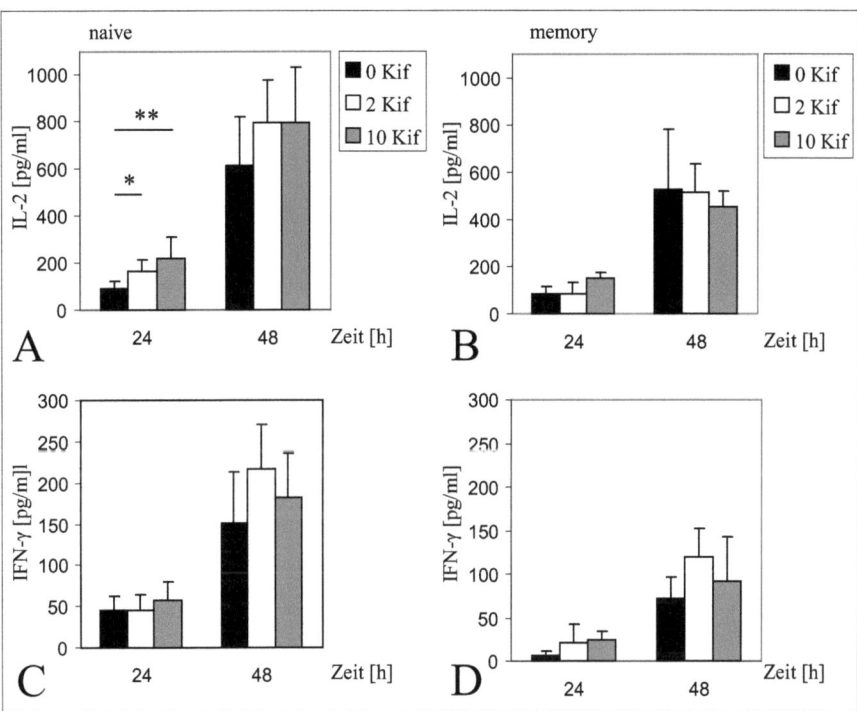

Abb. 21 Humane naive und memory T-Zellen wurden mit 0, 2 und 10 µg/ml Kifunensine für 2 Tage inkubiert und anschließend mit allogenen CD3-depletierten PBMCs stimuliert. Nach 24 und 48 h wurden die Kulturüberstände entnommen und die Proteinkonzentration von IL-2 und IFN-γ mit Hilfe eines ELISAs bestimmt. A) IL-2-Produktion von naiven T-Zellen B) IL-2-Produktion von memory T-Zellen C) IFN-γ-Produktion von naiven T-Zellen D) IFN-γ-Produktion von memory T-Zellen. Dargestellt sind die jeweiligen Mittelwerte ± Standardabweichung von n = 5 unabhängig voneinander durchgeführten Experimenten (Wilcoxon-Test, * p ≤ 0,05, ** p ≤ 0,01).

Naive T-Zellen, die mit Kifunensine vorbehandelt wurden, produzierten nach 24 h Stimulation signifikant mehr IL-2 als naive T-Zellen, die keiner Kifunensine-Behandlung unterzogen wurden (Abb. 21A). Der Anstieg der IL-2-Produktion nahm mit der Erhöhung der Kifunensine-Konzentration zu. Die IL-2-Proteinkonzentrationen wurden ebenfalls nach 48 h Stimulation bestimmt. Naive T-Zellen, deren α-Mannosidase-I-Aktivität zuvor inhibiert wurde, produzierten auch zu diesem Zeitpunkt mehr IL-2, dieser Anstieg war jedoch nicht statistisch signifikant. In memory T-Zellen bewirkte die Inhibierung der α-Mannosidase I keine vermehrte IL-2-Produktion während der Stimulation (Abb. 21B). Zeitgleich wurde die Ausschüttung von IFN-γ bestimmt (Abb. 21C und D). Naive T-Zellen, deren α-Mannosidase-I-Aktivität mit Kifunensine inhibiert wurde, produzierten nach 24 h Stimulation gleiche Mengen an IFN-γ wie T-Zellen mit uneingeschränkter α-Mannosidase-I-Aktivität. Nach 48 h war ein Anstieg in der IFN-γ-Produktion in behandelten naiven T-Zellen nachweisbar, wobei die Inkubation mit 2 µg/ml Kifunensine einen stärkeren, aber nicht signifikanten, Zuwachs verursachte. Die Inkubation von memory T-Zellen mit Kifunensine führte nach 24 h zu keiner veränderten IFN-γ-Ausschüttung. Nach 48 h war eine leichte aber statistisch nicht signifikante Steigerung bemerkbar (Abb. 21D). Weiterhin war zu beobachten, unabhängig von der α-Mannosidase-I-Inhibition, dass memory T-Zellen deutlich geringere Mengen an IFN-γ produzierten als naive T-Zellen.

Es stellte sich nun die Frage, ob diese Kifunensine-bedingten Veränderungen in der Zytokinausschüttung auch auf der Transkriptionsebene nachweisbar waren. Naive und memory T-Zellen wurden aus den PBMCs gesunder Spender isoliert und mit 0, 2 und 10 µg/ml Kifunensine für 2 Tage inkubiert. Anschließend wurden die Zellen mit allogenen CD3-depletierten PBMCs stimuliert. Nach 24 h wurden die Zellen geerntet, die Gesamt-RNA isoliert und die cDNA synthetisiert. Die Expression der IFN-γ- und IL-2-mRNA wurde mittels qPCR bestimmt. Abb. 22 zeigt die Transkription von IL-2- und IFN-γ in naiven und memory T-Zellen. Die Kifunensine-Behandlung führte in naiven T-Zellen zu einer Verdoppelung der IFN-γ-Transkription. Allerdings war dieser Anstieg nur statistisch signifikant in naiven T-Zellen, die mit 2 µg/ml Kifunensine behandelt wurden. Die Transkription der IL-2-mRNA in naiven T-Zellen, die mit Kifunensine behandelt wurden, war signifikant um das 3fache erhöht. Beide Inhibitorkonzentrationen verursachten einen gleich starken Anstieg. Ein anderes Bild zeigten memory T-Zellen. Die Behandlung mit Kifunensine beeinflusste die IFN-γ-Transkription in memory T-Zellen nicht. Die IL-2-Transkription in 2 µg/ml Kifunensine-behandelten memory T-Zellen war leicht erhöht im Vergleich zu den nicht-behandelten memory T-Zellen. Dieser

Anstieg war jedoch nicht statistisch signifikant. Die höhere Inhibitorkonzentration von 10 µg/ml Kifunensine zeigte keinen Einfluss auf die IL-2-Transkription in memory T-Zellen.

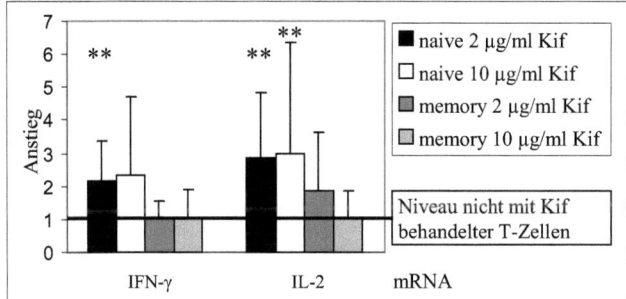

Abb. 22 Humane naive und memory T-Zellen wurden mit 0, 2 und 10 µg/ml Kifunensine für 2 Tage inkubiert und anschließend mit allogenen CD3-depletierten PBMCs stimuliert. Nach 24 h Stimulation wurden die Zellen geerntet, die Gesamt-RNA isoliert und die cDNA synthetisiert. Die Bestimmung der IL-2- und IFN-γ-Transkription erfolgt mittels qPCR. Die Normalisierung erfolgte auf das in T-Zellen konstitutiv exprimierte CD3-Gen. Dargestellt ist das Vielfache ± Standardabweichung der mRNA der Kifunensine-vorbehandelten T-Zellen bezogen auf die Transkription der Zellen, die nicht mit Kifunensine behandelt wurden von n = 5 unabhängig voneinander durchgeführten Experimenten (Wilcoxon-Test, ** p ≤ 0,01).

Es konnte gezeigt werden, dass die Inhibition der α-Mannosidase-I-Aktivität zu einer erhöhten IL-2-Transkription und IL-2-Proteinproduktion in naiven T-Zellen während der allogenen Stimulation führte. Die Ausschüttung und Transkription von IFN-γ wurde durch die Inhibition der α-Mannosidase I in naiven T-Zellen leicht erhöht. Memory T-Zellen ließen sich durch die Inhibition der α-Mannosidase I nicht im gleichen Maße beeinflussen.

4.1.5.4 Zusammenfassung

In naiven und memory T-Zellen war die Transkription der α-Mannosidase I unterschiedlich reguliert. Während der allogenen Stimulation war in memory T-Zellen die α-Mannosidase-I-Transkription konstant, wohingegen in naiven T-Zellen eine transiente Reduktion zu beobachten war. Naive T-Zellen reagierten empfindlicher auf die Behandlung mit Kifunensine. Die Inhibierung der α-Mannosidase-I-Aktivität führte zu einem stärkeren Anstieg in der Frequenz an $CD69^+$-T-Zellen. Ebenso konnte eine erhöhte IL-2-Produktion und -Transkription beobachtet werden. Memory T-Zellen zeigten keine statistisch signifikanten Veränderungen in ihrer Frequenz an $CD69^+$-T-Zellen oder IL-2/IFN-γ-Produktion und -Transkription.

Ergebnisse

4.1.6 Überexpression der α-Mannosidase I

Ein Teil der Aufgabenstellung bestand in der Generierung eines Retrovirus, der das murine *Man1a*-Gen in sich trägt. Diese Sequenz codiert den Vertreter 1A der Klasse I α-Mannosidasen. Die Herstellung des αMann-Virus ist unter Punkt 3.2.3 beschrieben.

4.1.6.1 Nachweis auf Transkriptionsebene

Unter Punkt 4.1.1.5 wurde bereits gezeigt, dass die Überexpression der α-Mannosidase I (Vertreter αMann1A) in murinen $CD4^+$-T-Zellen zu einer erhöhten N-Glycosylierung der Oberflächenproteine führt. Der Nachweis der Überexpression sollte auch auf Transkriptionsebene erfolgen. Murine $CD4^+$-T-Zellen wurden aus C57BL/6-Mäusen isoliert, mit Festphasen-gebundenen anit-CD3e- und anti-CD28-Antikörpern stimuliert und mit dem αMann-Virus oder Kontroll-Virus infiziert. Am Tag 0 und 5 der Stimulation wurden die Zellen geerntet, die Gesamt-RNA isoliert und in cDNA umgeschrieben. Die Transkriptionslevels der α-Mannosidase I wurden mittels qPCR bestimmt und sind in Abb. 23 dargestellt.

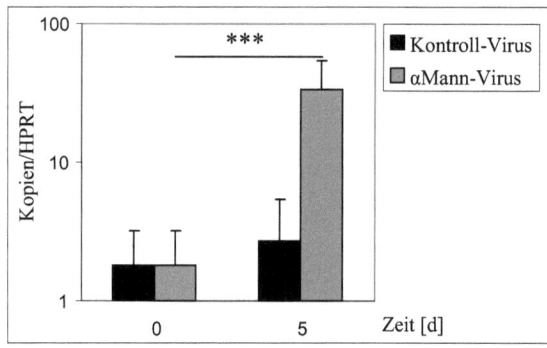

Abb. 23 Murine $CD4^+$-T-Zellen (C57BL/6) wurden dem αMann- oder Kontroll-Virus infiziert. Am Tag 0 und 5 der Stimulation wurden die Zellen geerntet, die Gesamt-RNA isoliert und in cDNA umgeschrieben. Die Transkriptionslevels der αMann (Vertreter Man1a) wurden mittels qPCR bestimmt. Die Normalisierung erfolgte auf das konstitutiv exprimierte Gen HPRT. Dargestellt sind die Mittelwerte ± Standardabweichung von n = 5 unabhängig voneinander durchgeführten Experimenten (Wilcoxon-Test, *** $p \leq 0,001$).

Die Infektion mit dem Kontroll-Virus führte zu keiner nennenswerten Erhöhung der α-Mannosidase-I-mRNA am Tag 5 der Stimulation. Die Transduktion mit dem αMann-Virus verursachte jedoch einen dramatischen, statistisch signifikanten Anstieg um das 20fache in der α-Mannosidase-I-Transkription.

4.1.6.2 IFN-γ-Produktion

Die Infektion von T-Zellen mit dem αMann-Virus führt zu einem erheblichen Anstieg in der α-Mannosidase-I-Transkription und erhöhten N-Glycosylierung der Zelloberflächenproteine. Es stellt sich nun die Frage, ob die Sekretion und Transkription von IFN-γ durch die Überexpression beeinflusst wird. Analog zu dem oben beschriebenen Versuchsaufbau wurden murine T-Zellen stimuliert und mit dem αMann- oder Kontroll-Virus infiziert. Am Tag 5 der Stimulation wurde der Kulturüberstand entnommen und die Proteinmenge an IFN-γ mittels ELISAs bestimmt. Am Tag 0 und 5 der Stimulation wurden die Zellen geerntet, die Gesamt-RNA isoliert und die cDNA synthetisiert. Die Expression der IFN-γ-mRNA wurde mittels qPCR bestimmt.

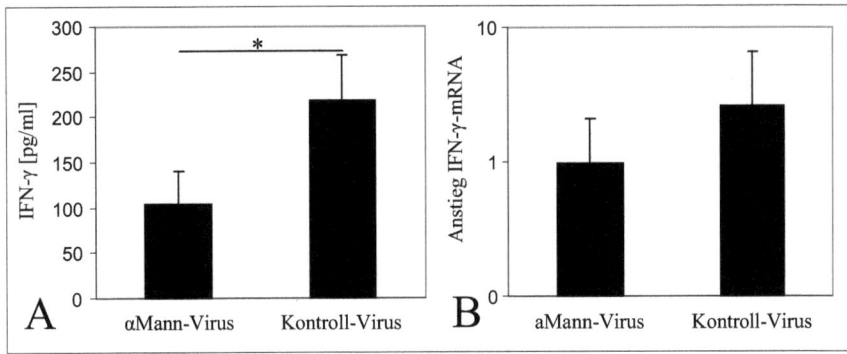

Abb. 24 Murine CD4$^+$-T-Zellen wurden mit dem αMann- oder Kontroll-Virus infiziert. A) Am Tag 5 der Stimulation wurden die Kulturüberstände entnommen und die Menge an produziertem IFN-γ mittels ELISAs bestimmt. Dargestellt sind die Mittelwerte ± Standardabweichung von n = 5 unabhängig voneinander durchgeführten Experimenten. B) Am Tag 0 und 5 wurden die Zellen geerntet, die Gesamt-RNA isoliert und die cDNA synthetisiert. Die Bestimmung der IFN-γ-Transkription erfolgte mittels qPCR. Die Normalisierung erfolgte auf das konstitutiv exprimierte Gen HPRT. Dargestellt ist das Vielfache ± Standardabweichung der mRNA am Tag 5 der Virus-infizierten T-Zellen bezogen auf die Transkription am Tag 0 von n = 5 unabhängig voneinander durchgeführten Experimenten (Wilcoxon-Test, * p ≤ 0,05).

Abb. 24A zeigt die IFN-γ-Produktion am Tag 5 von T-Zellen, die mit dem αMann-Retrovirus oder dem Kontroll-Virus transduziert wurden. Es ist zu erkennen, dass T-Zellen, in denen die α-Mannosidase I überexprimiert wurde, deutlich geringere Mengen an IFN-γ produzierten als Zellen, die mit dem Kontroll-Virus infiziert wurden. Die IFN-γ-Ausschüttung war statistisch signifikant um die Hälfte reduziert. In Abb. 24B ist die transkriptionelle Regulierung der IFN-γ-mRNA von αMann- bzw. Kontroll-Virus transduzierten T-Zellen am Tag 5 der Stimulation dargestellt. Es ist zu erkennen, dass die Überexpression der α-Mannosidase I zu einer geringeren IFN-γ-Transkription führte, die jedoch statistisch nicht signifikant war.

Ergebnisse

4.1.6.3 Zusammenfassung

Die Überexpression der α-Mannosidase I (Vertreter 1A) in T-Zellen konnte auf Proteinebene und auf mRNA nachgewiesen werden. Zellen, in denen ein erhöhtes α-Mannosidase-I-mRNA-Level vorlag, verfügten über eine größere PHA-L-Bindungskapazität. Es konnte ebenso gezeigt werden, dass die Überexpression eine verminderte IFN-γ-Ausschüttung bewirkte.

4.1.7 Zusammenfassung der α-Mannosidase-I-Ergebnisse

Es konnte gezeigt werden, dass sowohl eine erhöhte als auch eine verminderte Aktivität der α-Mannosidase I in T-Zellen qualitativ über die PHA-L-Bindungskapazität bestimmt werden konnte. Weiterhin war zu beobachten, dass die Substanz Kifunensine spezifisch die Aktivität der α-Mannosidase I unterband und für die Aufklärung der Bedeutung der α-Mannosidase I für die T-Zellaktivierung verwendet werden konnte. Dabei war eine Vorbehandlung der Zellen mit dem Inhibitor ausreichend, um die Aktivität der α-Mannosidase I zu beeinflussen.
Für murine $CD4^+$-T-Zellen war zu beobachten, dass die α-Mannosidase I während der Stimulation mit Festphasen-gebundenen anti-CD3e- und anti-CD28-Antikörpern transient reduziert wurde. Die Inhibition der enzymatischen Aktivität in humanen $CD4^+$-T-Zellen führte zu einem erhöhten Anteil an $CD69^+$-T-Zellen und einer gesteigerten IL-2-Ausschüttung und -Transkription. Für das Zytokin IFN-γ wurde ebenfalls eine erhöhte Transkription beobachtet, jedoch keine gesteigerte Sekretion. Zudem konnte gezeigt werden, dass humane $CD4^+$-T-Zellen in stärkerem Maße proliferieren, wenn sie zuvor mit Kifunensine behandelt wurden. Untersuchungen an Subpopulationen von T-Zellen zeigten, dass memory T-Zellen über eine größere PHA-L-Bindungskapazität verfügten als naive T-Zellen. Während der Stimulation konnte in memory T-Zellen ein konstantes Transkriptionslevel für die α-Mannosidase I nachgewiesen werden. In naiven T-Zellen hingegen eine transiente Reduktion, wie schon für murine $CD4^+$-T-Zellen beobachtet wurde. Die Inhibierung der α-Mannosidase I führte in naiven T-Zellen zu einem erhöhten Anteil an $CD69^+$-T-Zellen, sowie einer gesteigerten IL-2- und IFN-γ-Ausschüttung und -Transkription. Memory T-Zellen zeigten keine statistsch signifikanten Veränderungen auf Grund der Kifunensine-Behandlung in ihrer Aktivierung oder Zytokinproduktion. Mit Hilfe des αMann-Retrovirus konnten erste Überexpressionsexperimente durchgeführt werden. In T-Zellen, die mit dem Virus infiziert wurden, konnte ein erhöhtes α-Mannosidase-I-Transkriptionslevel und eine erhöhte PHA-L-Bindungskapazität nachgewiesen werden. Zudem wurde beobachtet, dass die erhöhte α-Mannosidase-I-Aktivität eine geringere Ausschüttung an IFN-γ zur Folge hatte.

4.2 Rezeptor für Hyaluronan-vermittelte Migration (RHAMM)

4.2.1 Transkriptionelle Regulation

Zunächst sollte für die Untersuchung der Bedeutung von RHAMM während der T-Zellaktivierung die transkriptionelle Regulation geklärt werden. Murine $CD4^+$-T-Zellen aus C57BL/6-Mäusen wurden mit allogenen B-Zellen aus BALB/c-Mäusen stimuliert. Zur Kontrolle wurden $CD4^+$-T-Zellen mit syngenen B-Zellen aus C57BL/6-Mäusen inkubiert. Zu den Zeitpunkten Tag 0, 2, 3 und 4 wurden die Zellen geerntet, die Gesamt-RNA isoliert und in cDNA umgeschrieben. Mittels qPCR wurde die Rhamm-mRNA-Expression analysiert. Das verwendete Panel Rhamm 15-16 detektiert alle bis zu diesem Zeitpunkt bekannten Isoformen.

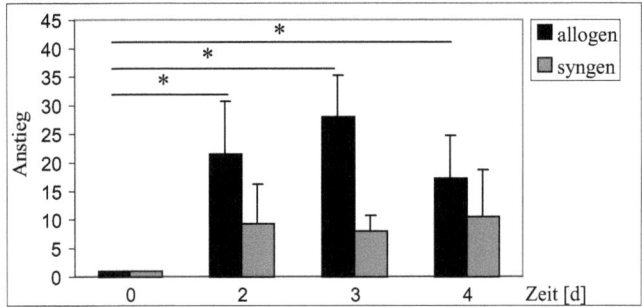

Abb. 25 Murine $CD4^+$-T-Zellen (C57BL/6) wurden mit allogenen (BALB/c) oder syngenen (C57BL/6) B-Zellen stimuliert. Am Tag 0, 2, 3 und 4 wurden die Zellen geerntet, die Gesamt-RNA isoliert, in cDNA umgeschrieben und die Expressionslevels von Rhamm (Panel Rhamm 15-16) wurden mittels qPCR bestimmt. Die Normalisierung erfolgte auf das konstitutiv exprimierte Gen HPRT. Dargestellt ist das Vielfache ± Standardabweichung der mRNA bezogen auf die Transkription am Tag 0 von n = 5 unabhängig voneinander durchgeführten Experimenten (Wilcoxon-Test, * $p \leq 0{,}05$).

In Abb. 25 ist zu erkennen, dass die Expression der Rhamm-mRNA während der Stimulation signifikant hochreguliert wurde. Bereits am Tag 2 war die Transkription um das 20fache erhöht. Im Gesamten betrachtet war die stärkste Vervielfachung am Tag 3 nachweisbar. Wurden die Stimulationen einzeln betrachtet, konnte vereinzelt der maximale Anstieg schon nach 2 Tagen detektiert werden, wodurch die großen Schwankungen am Tag 2 und 3 begründet sind. Die Analyse aller Stimulationen zeigte, dass die Transkription nach vier Tagen wieder abnahm, aber nicht auf das Ausgangslevel zurückfiel. Für T-Zellen, die mit syngenen B-Zellen kultiviert wurden, konnte zwischen Tag 0 und 2 eine leichte Zunahme der Transkription nachgewiesen werden, die jedoch deutlich geringer ausfiel als in allogen stimulierten. Im weiten Verlauf konnte keine weitere Zunahme beobachtet werden.

4.2.2 Transkriptionelle Regulation der Isoformen

Nachdem gezeigt werden konnte, dass Rhamm im Gesamten betrachtet während der T-Zellaktivierung hochreguliert wurde, sollte untersucht werden, inwieweit die verschiedenen Isoformen an dieser Zunahme beteiligt sind. Zum Zeitpunkt der ersten Untersuchungen von Rhamm waren drei murine Isoformen v5, v4 und v1 bekannt, deren Sequenzen der Transkripte bestimmt und veröffentlicht worden waren. In Abb. 26 sind die Isoformen dargestellt.

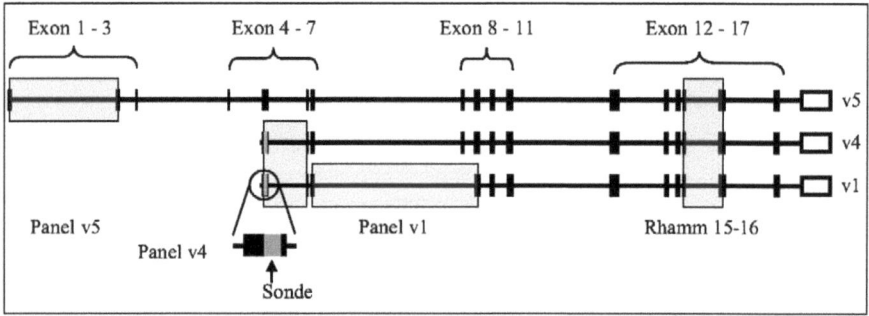

Abb. 26 Isoformen von Rhamm und für die Genexpressionsanalyse verwendete Panel

Die Analyse der Sequenzen (v5 NM_013552; v4 und v1 X64550) zeigte folgendes:
- Exon 1 bis 4 sind nur in der langen Isoform v5 vorhanden,
- Exon 5 ist in allen Formen enthalten, allerdings enthalten die Transkripte für v4 und v1 einen zusätzlichen Sequenzabschnitt von 40 Basen in diesem Exon (grau gekennzeichnet),
- Exon 8 ist in der Isoform v1 nicht vorhanden.

Auf Grund dieser Unterschiede wurden folgende Panel für die Genexpressionsanalyse etabliert:

Name	Sequenzspezifiät	detektierte Isoformen
Rhamm 15-16	Exon-Exon-Grenze 15-16	alle bekannten Isoformen
Panel v5	Exon-Exon-Grenze 1-2	Isoform v5
Panel v4	zusätzlicher Sequenzabschnitt in Exon 5	kurze Isoformen v4 und v1
Panel v1	Exon-Exon-Grenze 7-9	Isoform v1

Wie im vorherigen Abschnitt beschrieben, wurden murine $CD4^+$-T-Zellen aus C57BL/6-Mäusen mit allogenen B-Zellen aus BALB/c-Mäusen stimuliert. Am Tag 0 und 3 wurden die Zellen geerntet, die Gesamt-RNA isoliert und in cDNA umgeschrieben. Die Analyse der Isoformen-Expression erfolgte mittels einer qPCR. Für das Panel v4 wurde die Sonde so ausgewählt, dass

Ergebnisse

sie in der zusätzlich enthaltenen Sequenz des 5. Exon bindet (siehe Abb. 26). Analog dazu wurde die Sonde für das Panel v1 sequenzübergreifend über die Exongrenze 7 und 9 gelegt, da das 8. Exon in dieser Isoform fehlte. In beiden Fällen war es nicht möglich, ein Signal für die Bindung der Fluoreszenzfarbstoff-markierten Sonde zu detektieren. Die publizierten Sequenzbesonderheiten der Isoformen v4 und v1 konnten somit in T-Zellen mit diesem Testsystem nicht nachgewiesen werden. Auf Grund dessen, wurden die Genexpressionsanalyse mit dem Farbstoff SYBR Green durchgeführt. Es ist zu bemerken, dass die Isoform-Spezifität des Panel v4 nur durch die Sonde gewährleistet wurde, d. h. dieses Panel detektiert in einer SYBR Green-basierten qPCR alle bekannten Isoformen und sollte gleiche Ergebnisse erbringen, wie mit dem Panel Rhamm 15-16 detektiert wurden. Für das Panel v1 ist anzumerken, sollte ein Detektionssignal nachweisbar sein, kann davon ausgegangen werden, dass dieses hauptsächlich die Isoform v1 anzeigt. Die Isoformen v5 und v4 enthalten das 8. Exon, wodurch das zu amplifizierende Amplikon eine Größe erreicht, die die Effizienz der PCR in dem Maße verringert, dass der Anteil vernachlässigbar ist bzw. in Abwesenheit der Isoform v4 zu keiner Signalgebung in einer SYBR Green-basierten qPCR führen sollte.

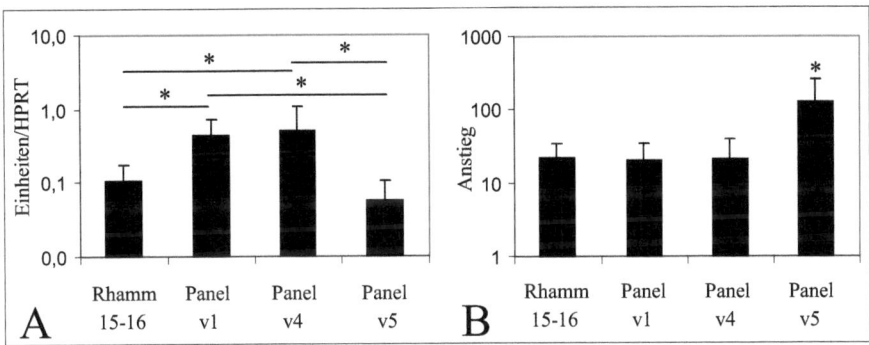

Abb. 27 Murine CD4$^+$-T-Zellen (C57BL/6) wurden mit allogenen B-Zellen (BALB/c) stimuliert. Am Tag 0 und 3 wurden die Zellen geerntet, die Gesamt-RNA isoliert, in cDNA umgeschrieben und die Expressionslevels wurden mittels einer SYBR Green-basierten qPCR bestimmt. Die Normalisierung erfolgte auf das konstitutiv exprimierte Gen HPRT. A) Expression am Tag 0 der Stimulation. Dargestellt sind die Mittelwerte ± Standardabweichung von n = 5 unabhängig durchgeführten Experimenten (Wilcoxon-Test, * p ≤ 0,05). B) Transkription am Tag 3. Dargestellt ist das Vielfache ± Standardabweichung der mRNA bezogen auf die Transkription am Tag 0 von n = 5 unabhängig voneinander durchgeführten Experimenten (Wilcoxon-Test, * p ≤ 0,05).

In Abb. 27A sind die Ergebnisse der Genexpressionsanalysen am Tag 0 dargestellt. Es ist zu erkennen, dass die Panel v1 und v4 statistisch signifikant höhere Transkriptionslevels von

Rhamm nachwiesen als die Panel Rhamm 15-16 und v5. Weiterhin wurde für die lange Isoform v5 (Panel v5) eine deutlich geringere jedoch nicht signifikante Expression beobachtet, als für die Gesamtheit aller Isoformen (Rhamm 15-16). Das Isoformen-Panel v4 zeigte somit nicht wie erwartet gleiche Ergebnisse, wie mit dem Panel Rhamm 15-16 beobachtet wurden, und mit dem Panel v1 konnte die Existenz der Rhamm-Isoform v1 gezeigt werden. Die Produkte der SYBR Green-basierten qPCR wurden auf einen 2%iges hochauflösendes Agarosegel aufgetragen (Daten nicht gezeigt). Die Analyse der PCR-Produktgröße bestätigte, dass das Panel v1 zur Amplifikation eines Amplikons entsprechend der Isoform v1 (ohne Exon 8) führte. Eine Bestätigung über die Sequenzierung des Amplikon steht noch aus. Es kann jedoch davon ausgegangen werden, dass das Panel v1 spezifisch die Rhamm-Isoform v1 detektiert. Die PCR-Produktgröße für das Panel v4 zeigte, dass die zusätzliche Sequenz im 5. Exon nicht enthalten war. Die publizierte Sequenzbesonderheit im 5. Exon der Isoformen v4 und v1 konnten wie schon in der Fluoreszenzfarbstoff-basierten qPCR somit nicht gezeigt werden.

Abb. 27B zeigt die Anstiege der Rhamm-mRNA-Expression am Tag 3 der Stimulation. Es konnte beobachtet werden, dass die Panel Rhamm 15-16, v1 und v4 einen ähnlichen Anstieg der Rhamm-Expression anzeigten. Für die lange Isoform (Panel v5) konnte ein statistisch signifikant höherer Anstieg in der mRNA-Expression nachgewiesen werden.

Ergebnisse

4.2.3 Inhibierung von RHAMM in T-Zellen

Es konnte gezeigt werden, dass die Expression von Rhamm während der Stimulation von T-Zellen zunahm. Für die Analyse der Bedeutung des Rezeptors für die T-Zellaktivierung war es notwendig, ein Inhibitions- bzw. Neutralisierungsprotokoll zu entwickeln. Derzeit gibt es einen kommerziell erhältlichen Antikörper gegen das humane RHAMM (CD168, Klon: 2D6, Novocastra Laboratories, UK). Zudem stellte uns Frau E. Turley freundlicherweise die neutralisierenden RHAMM-Antikörper 3T3.5 und 3T3.7 zur Verfügung (131). Humane bzw. murine $CD4^+$-T-Zellen wurden mit allogenen B-Zellen stimuliert. Die RHAMM- bzw. der Kontroll-Antikörper wurden in verschiedenen Konzentrationen zur Stimulation hinzugefügt. Am Tag 3 wurden die Kulturüberstände entnommen und die Proteinkonzentrationen von IFN-γ und IL-2 mittels ELISA bestimmt. Zeitgleich wurden die Frequenz an $CD69^+$-Zellen durchflußzytometrisch ermittelt. Zudem wurde am Tag 7 die Proliferation von CFSE-gefärbten T-Zellen analysiert.

T-Zellen, die in Anwesenheit eines der RHAMM-Antikörper stimuliert wurden, zeigten keine veränderte IFN-γ- und IL-2-Ausschüttung oder Frequenz an $CD69^+$-T-Zellen und proliferierten im gleichen Maße wie Zellen, die dem Kontroll-Antikörper ausgesetzt waren (Daten nicht gezeigt).

Gründe für den ausbleibenden Effekt der eingesetzten RHAMM-Antikörper könnten sein, dass RHAMM keinen Einfluss auf die T-Zellaktivierung hat, in T-Zellen intrazellulär exprimiert wird oder die verwendeten Antikörper auf T-Zellen nicht vollständig neutralisierend wirkten.

Unter Punkt 4.1.1.3 wurde bereits die siRNA-Technologie zum „Ausschalten" einzelner Gene auf mRNA-Ebene erwähnt. Es gibt verschiedene Möglichkeiten, Oligonukleotide in Zellen einzubringen, z. B. über die $CaCl_2$-Präzipitation, mit Hilfe von kationischen Polymeren oder der Elektroporation. Einen sehr vielversprechenden Ansatz, primäre Zellen erfolgreich zu transfizieren, bot die „amaxa"-Technologie der Firma Lonza an. Zum Austesten dieser Methode wurden murine $CD4^+$-T-Zellen zunächst mit einem GFP-Plasmid und unter Verwendung des „Mouse T Cell Nucleofector Kit" transfiziert und anschließend mit Festphasen-gebundenen anti-CD3e- und anti-CD28-Antikörpern stimuliert. Am Tag 2 wurden die Zellen geerntet und die Expression von GFP durchflußzytometrisch bestimmt. Es wurde festgestellt, dass 80 % aller lebenden T-Zellen das grünfluoreszierende Protein exprimierten, allerdings lebten nach zweitägiger Stimulation nur 20 % aller eingesetzten T-Zellen (Daten nicht gezeigt). Funktionelle Analysen waren somit nicht mehr durchführbar. Daher musste ein anderer Weg für die Transfektion von primären T-Zellen gewählt werden. Neben den oben genannten Verfahren gibt es die Möglichkeit, Zellen Liposomen-vermittelt zu transfizieren. Es wurden verschiedene Reagenzien ausgetestet. Die erfolgreiche Etablierung des Transfektionsprotokolls ist im folgenden Unterpunkt beschrieben.

Ergebnisse

4.2.3.1 Etablierung des siRNA-Transfektionsprotokolls

Für die Transfektion wurde das Reagenz HiPerFect der Firma Qiagen verwendet. Zur Überprüfung der Transfektionsrate wurde eine mit dem Farbstoff FITC markierte, unspezifische siRNA verwendet. Ausgehend von dem Protokoll des Herstellers wurden die optimalen Bedingungen ermittelt. Es wurde eine Titration der Zellzahl und der siRNA-Menge durchgeführt. Weiterhin wurden die Zellen unterschiedlich lange dem Transfektionskomplex ausgesetzt. Die optimalen Bedingungen sind unter Punkt 3.2.1.9 aufgeführt und wurden für die Inhibition der Rhamm-mRNA Translation in murinen $CD4^+$-T-Zellen verwendet. Als Kontrollen dienten zum einen T-Zellen, die der Transfektionsprozedur ohne siRNA unterzogen wurden und zum anderen $CD4^+$-T-Zellen, die mit einer Sequenz-unspezifischen Kontroll-siRNA behandelt wurden. Ausgehend von den bis dahin beschriebenen Isoformen wurden drei für Rhamm-spezifische siRNAs (Abb. 28) eingesetzt:

- R1 bindet im 4. Exon und hemmt nur die Translation der langen Isoform v5
- R2 ist spezifisch für das 10. Exon und beeinflusst die Translation aller bekannten Isoformen
- R3 hat das 8. Exon zum Ziel und inhibiert die Formen v5 und v4.

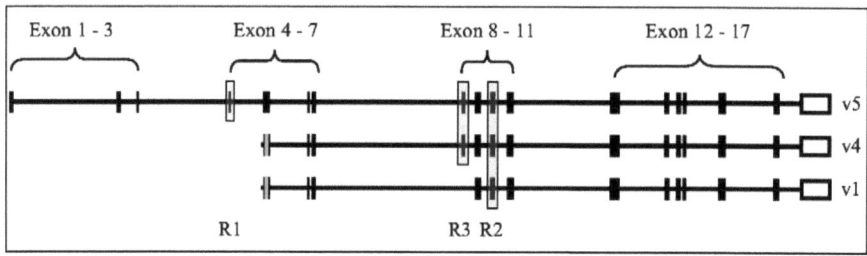

Abb. 28 Sequenzspezifitäten der Rhamm-siRNAs

Die unter Punkt 4.2.2 (Transkriptionelle Regulation der Isoformen) gezeigten Daten waren zu diesem Zeitpunkt noch nicht generiert worden.

Ergebnisse

4.2.3.2 Einfluss der siRNA auf die Rhamm-Expression

Als Erstes sollte untersucht werden, welche Effekte die drei verwendeten siRNAs auf die Transkription von Rhamm haben. Murine $CD4^+$-T-Zellen wurden aus C57BL/6-Mäusen isoliert und mit der siRNA R1, R2, R3, Kontroll-siRNA und ohne siRNA transfiziert. Anschließend wurden die Zellen mit allogenen B-Zellen aus BALB/c-Mäusen stimuliert. Es konnte gezeigt werden, dass Rhamm mehrheitlich nach 3 Tagen Stimulation am stärksten transkribiert wurde. Daher wurden zu diesem Zeitpunkt die Zellen geerntet, die Gesamt-RNA isoliert und in cDNA umgeschrieben. Die Rhamm-Transkriptionslevel wurden in einer qPCR mit dem Panel Rhamm 15-16 bestimmt, das alle bis dahin bekannten Isoformen detektiert.

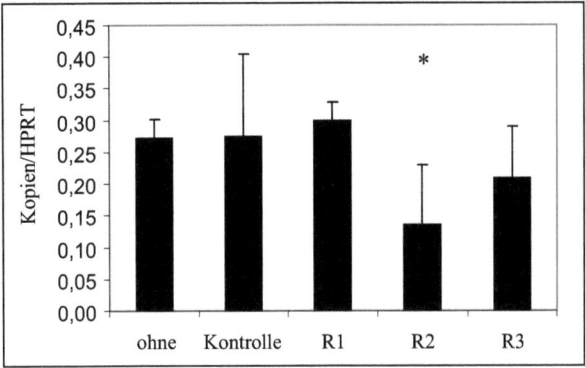

Abb. 29 Murine $CD4^+$-T-Zellen (C57BL/6) wurden mit einer Kontroll-siRNA, mehreren Rhamm-spezifischen oder ohne siRNA transfiziert. Die Stimulation erfolgte mit allogenen B-Zellen (BALB/c). Am Tag 3 der Stimulation wurden die Zellen geerntet, die Gesamt-RNA isoliert und in cDNA umgeschrieben. Die Expressionslevels von Rhamm wurden in einer qPCR bestimmt (Panel Rhamm 15-16). Die Normalisierung erfolgte auf das konstitutiv exprimierte Gen HPRT. Dargestellt sind die Mittelwerte ± Standardabweichung von n = 7 unabhängig voneinander durchgeführten Experimenten (Wilcoxon-Test, * $p \leq 0,05$).

Abb. 29 zeigt die Expression der Rhamm-mRNA am Tag 3 der Aktivierung in murinen T-Zellen, die mit unterschiedlichen Rhamm-spezifischen siRNAs behandelt wurden. Es ist zu erkennen, dass die siRNA-R1, die auf die Translation der Isoform v5 von Rhamm wirkt, keinen Einfluss auf die Gesamt-Rhamm-Expression hatte. Die siRNAs R2 und R3 waren in der Lage, die Bildung der Rhamm-mRNA zu unterbinden, wobei nur die siRNA-R2, die spezifisch für alle bekannten Isoformen ist, zu einer statistisch signifikanten Inhibition führte. Daher wurden die weiteren Untersuchungen mit den siRNAs R2 und R3 durchgeführt.

4.2.3.3 Einfluss der siRNA auf die IFN-γ-Produktion und -Transkription

Es konnte gezeigt werden, dass die siRNAs R2 und R3 die Transkription von Rhamm verhinderten. Es stellte sich nun die Frage, ob die veränderte Rhamm-Transkription einen Einfluss auf die Sekretion und Transkription von IFN-γ hat. Murine CD4$^+$-T-Zellen wurden aus C57BL/6-Mäusen isoliert und mit R2, R3, der Kontroll-siRNA und ohne Zusatz von siRNA transfiziert. Nach dem Einbringen der siRNAs wurden die Zellen mit allogenen B-Zellen aus BALB/c-Mäusen stimuliert. Zu den Zeitpunkten Tag 2 und 3 wurden die IFN-γ-Proteinkonzentrationen mittels ELISA bestimmt und sind in Abb. 30A dargestellt.

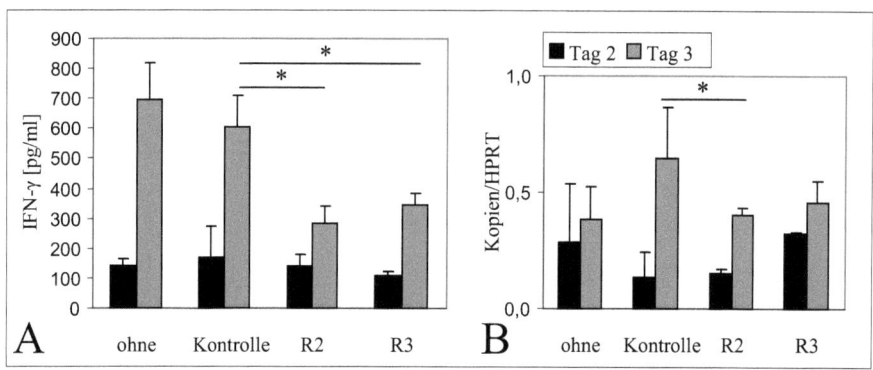

Abb. 30 Murine CD4$^+$-T-Zellen (C57BL/6) wurden mit einer Kontroll-siRNA, mit Rhamm-spezifischen oder ohne Zusatz von siRNA transfiziert. Die Stimulation erfolgte mit allogenen B-Zellen (BALB/c). A) Am Tag 2 und 3 wurden die Kulturüberstände entnommen und die Proteinmenge von IFN-γ mit Hilfe eines ELISAs bestimmt. Dargestellt sind die Mittelwerte ± Standardabweichung von n = 5 unabhängig voneinander durchgeführten Experimenten (Wilcoxon-Test, * p ≤ 0,05). B) Zu den gleichen Zeitpunkten wurden die Zellen geerntet, die Gesamt-RNA isoliert und in cDNA umgeschrieben. Die Expressionslevels von IFN-γ wurden in einer qPCR bestimmt. Die Normalisierung erfolgt auf das konstitutiv exprimierte Gen HPRT. Dargestellt sind die die Mittelwerte ± Standardabweichung von n = 5 unabhängig voneinander durchgeführten Experimenten (Wilcoxon-Test, * p ≤ 0,05).

Es ist zu erkennen, dass am Tag 2 der Stimulation die Transfektion mit Rhamm-spezifischen siRNAs keinen Einfluss auf die IFN-γ-Produktion hatte. Nach weiteren 24 Stunden Stimulation produzierten Zellen, die entweder mit R2 oder R3 transfiziert wurden, statistisch signifikant weniger IFN-γ als Zellen, die mit einer wirkungsfreien oder ohne Zusatz von siRNA behandelt wurden. Zeitgleich wurden die Expressionslevels der IFN-γ-mRNA mittels qPCR bestimmt. Auf mRNA-Ebene (Abb. 30B) konnte nur für die siRNA-R2 nach 3 Tagen Stimulation eine statisch signifikant geringere Expression von IFN-γ beobachtet werden. Die siRNA-R3 führte auch zu einer Reduktion in der Transkription am Tag 3, diese war jedoch nicht statistisch signifikant.

4.2.4 RHAMM *in vivo*

Es sollte untersucht werden, ob mittels der siRNA-Inhibition der Rhamm-mRNA-Expression die durch alloreaktive T-Zellen vermittelte Abstoßung beeinflusst werden kann. Zuvor konnte gezeigt werden, dass die siRNA-R2, die spezifisch für alle Isoformen von Rhamm ist, den größten inhibitorischen Effekt zeigte.

4.2.4.1 Transplantatüberlebensdauer

Aus C57BL/6-Mäusen wurden $CD4^+$-T-Zellen isoliert und mit der siRNA R2 oder der Kontroll-siRNA transfiziert. Nach dem Einbringen der siRNA wurden die Zellen geerntet und mit PBS gewaschen. Am Tag -1 wurden immun-defiziente C57BL/6-RAG$^{(-/-)}$-Mäuse mit R2- oder Kontroll-siRNA-behandelten $CD4^+$-T-Zellen ($2 \cdot 10^5$ Zellen/Tier) rekonstituiert. Die Applikation erfolgte über die Schwanzvene. Einen Tag später erhielten die Tiere ein allogenes Hauttransplantat (BALB/c). Über die Zeit wurde das Überleben des Transplantats verfolgt.

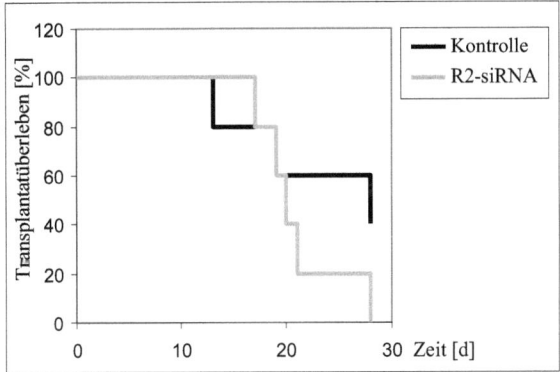

Abb. 31 Am Tag -1 wurden immun-defiziente C57BL/6-RAG$^{(-/-)}$-Mäuse mit siRNA-R2- oder Kontroll-siRNA-transfizierten $CD4^+$-T-Zellen aus C57BL/6-Mäusen rekonstituiert. Einen Tag später erfolgte die allogene Hauttransplantation (BALB/c). Über die Zeit wurde das Überleben des Transplantats beobachtet. (n = 5).

Abb. 31 zeigt die Transplantatüberlebensdauer in C57BL/6-RAG$^{(-/-)}$-Mäusen, die mit Kontroll- bzw. siRNA-R2-transfizierten $CD4^+$-T-Zellen am Tag -1 bezüglich der Transplantation rekonstituiert wurden. Es ist zu erkennen, dass die Transplantatabstoßung bei Mäusen, die mit Rhamm-inhibierten T-Zellen rekonstituiert wurden, geringfügig aber nicht signifikant beschleunigt war.

4.2.4.2 Colitis

Nach der Rekonstitution von RAG$^{(-/-)}$-Mäusen mit T-Zellen kann es zur Entwicklung einer Colitis kommen. Ein Symptom dafür ist die Abnahme der Körpermasse. Des Weiteren ist die Dünndarmentzündung von der Infiltration von T-Zellen und einer erhöhten Zytokinausschüttung gekennzeichnet (132). Es sollte geklärt werden, ob die Inhibition von Rhamm in T-Zellen einen Einfluss auf die Ausprägung dieser Merkmale hat.

An den im vorherigen Abschnitt beschriebenen Mäusen wurde über die Zeit das Gewicht der Tiere bestimmt. In Abb. 32 ist der relative Gewichtsverlust am Tag 28 nach Transplantation bezogen auf das Gewicht am Tag 0 dargestellt.

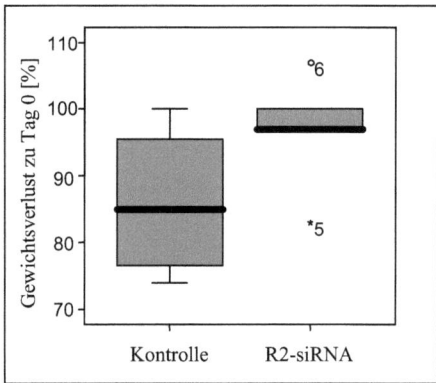

Abb. 32 Am Tag -1 wurden immun-defiziente C57BL/6-RAG$^{(-/-)}$-Mäuse mit siRNA-R2- oder Kontroll-siRNA-transfizierten CD4$^+$-T-Zellen aus C57BL/6-Mäusen rekonstituiert. Einen Tag später erfolgte die allogene Hauttransplantation (BALB/c). Über die Zeit wurde das Gewicht der Tiere bestimmt. Dargestellt ist der relative Gewichtsverlust am Tag 28 nach Transplantation bezogen auf das Gewicht am Tag 0 (n = 5).

Es ist zu erkennen, dass die Empfängertiere, die mit Rhamm-siRNA-transfizierten T-Zellen rekonstituiert wurden, relativ zu ihrem Ausgangsgewicht weniger an Körpermasse verloren, als die Empfängertiere, die T-Zellen erhalten haben, die mit der Kontroll-siRNA-behandelten wurden. Der geringere Gewichtsverlust war jedoch statistisch nicht signifikant.

Ergebnisse

Neben der Bestimmung des Gewichts am Tag 28 nach Transplantation wurden gleichzeitig der Dünndarm (ohne Peyer'sche Plaques) entnommen, die Gesamt-RNA isoliert und in cDNA umgeschrieben. Die Expressionsanalyse der CD3-, IL-2 und IFN-γ-mRNA erfolgte mittels qPCR und ist in Abb. 33 dargestellt.

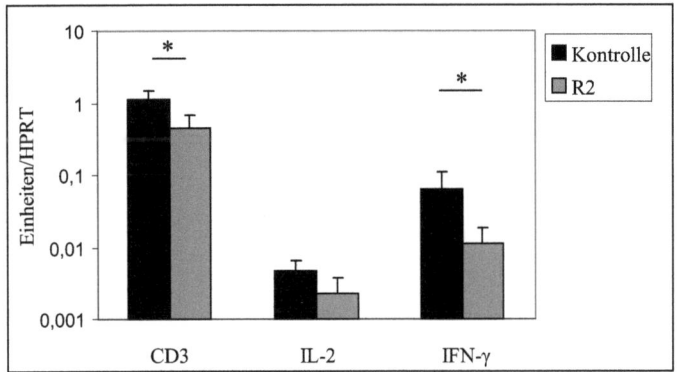

Abb. 33 Am Tag -1 wurden immun-defiziente C57BL/6-RAG$^{(-/-)}$-Mäuse mit siRNA-R2- oder Kontroll-siRNA-transfizierten CD4$^+$-T-Zellen aus C57BL/6-Mäusen rekonstituiert. Einen Tag später erfolgte die allogene Hauttransplantation. Am Tag 28 nach Transplantation wurde der Dünndarm (ohne Peyer'sche Plaques) entnommen, die Gesamt-RNA isoliert und in cDNA umgeschrieben. Die Genexpressionsanalyse erfolgte mittels qPCR. Die Normalisierung erfolgt auf das konstitutiv exprimierte Gen HPRT. Dargestellt sind die Mittelwerte ± Standardabweichung von n = 5 unabhängig voneinander durchgeführten Experimenten (Wilcoxon-Test, * p ≤ 0,05).

Es ist zu erkennen, dass in der Kontrollgruppe statistisch signifikant mehr CD3 im Dünndarm exprimiert wurde. D. h. die Inhibierung von Rhamm verhinderte die Infiltration des Dünndarms durch die applizierten T-Zellen. Weiterhin ist zu sehen, dass die R2-siRNA-Behandlung zu einer Reduktion in der IL-2-mRNA-Expression führte. In der Kontroll-Gruppe lag das 2fache an IL-2-Transkripten vor. Dieser Unterschied war statistisch nicht signifikant. Die Transkription von IFN-γ zeigte sich jedoch als statistisch signifikant vermindert in der R2-Gruppe. In der Kontrollgruppe konnte das 5fache an IFN-γ-mRNA nachgewiesen werden.

4.2.5 Zusammenfassung der RHAMM-Ergebnisse

Es konnte gezeigt werden, dass die RHAMM-mRNA-Expression während der T-Zellaktivierung erhöht wurde. Die lange Isoform v5 lag in frisch isolierten T-Zellen in deutlich geringerem Maße vor als die kurze Isoform v1 und zeigte die größte Expressionszunahme während der T-Zellaktivierung. Die publizierten Sequenzbesonderheit im 5. Exon der Isoformen v4/1 konnten nicht nachgewiesen werden. Ein Inhibierungsprotokoll konnte mit Hilfe der siRNA-Technologie erfolgreich etabliert werden. Die Inhibition der RHAMM-Expression konnte auf mRNA-Ebene nach T-Zellaktivierung bestätigt werden und führte zu einer verminderten IFN-γ-Produktion und -Transkription. In ersten *in vivo*-Exprimenten war zu beobachten, dass die Transplantatüberlebensdauer durch die RHAMM-Inhibition in T-Zellen nicht positiv beeinflusst wurde, jedoch einen protektiven Schutz vor der Ausbildung einer Colitis ermögliche und durch eine verminderte Infiltration Zytokin-produzierender T-Zellen im Dünndarm charakterisiert war.

5 Diskussion

5.1 α-Mannosidase I

5.1.1 Nachweis und Inhibierung der α-Mannosidase-I-Aktivität

Die Entstehung von PHA-L-reaktiven N-Glycanen auf Oberflächenproteinen ist unmittelbar abhängig von der Aktivität der α-Mannosidase I (Abb. 1). Basierend auf dieser Zuckerstruktur war es möglich, einen qualitativen Enzymaktivitätsnachweis für primäre T-Zellen zu etablieren (Abb. 7). Gleichzeitig konnte gezeigt werden, dass die Aktivität der α-Mannosidase I die O-Glycosylierung von Oberflächenproteinen nicht beeinflusst (Abb. 8). Ein verminderte α-Mannosidase-I-Aktivität, bedingt durch Kifunensine oder durch das Einbringen einer spezifischen αMann-siRNA (Abb. 9), als auch eine Überexpression des Enzyms (Abb. 11) konnte über die Fähigkeit der T-Zellen PHA-L zu binden, nachgewiesen werden.

Die Inhibierung der α-Mannosidase I mit Kifunensine führte zu einer ausgeprägteren Veränderung in der PHA-L-Bindungskapazität verglichen mit der Unterbindung der Aktivität durch das Einbringen der αMann-siRNA (Abb. 10). Dafür kann es mehrere Gründe geben. Zum einen wird der Unterschied dadurch bedingt, dass die siRNA nur auf neu transkribierte mRNA wirkt und damit die Neubildung der α-Mannosidase I verhindert. Bereits in der Zelle vorhandene α-Mannosidase-I-Proteine werden durch die siRNA-Behandlung nicht beeinflusst. Kifunensine wirkt auf Proteinebene und ist somit in der Lage, auf bestehende und neu entstehende α-Mannosidasen I einzuwirken. Zum anderen ist die αMann-siRNA spezifisch für das Mitglied Man1A1. Es kann davon ausgegangen werden, dass dieses Mitglied hauptsächlich, jedoch nicht ausschließlich für die Funktion der α-Mannosidase I in T-Zellen verantwortlich ist (36-38, 40, 43, 49). Die Transkription der Mitglieder Man1A2, Man1B und Man1C wird durch die αMann-siRNA-Behandlung nicht beeinflusst. Im Gegensatz dazu wird die Aktivität dieser Vertreter durch Kifunensine beeinflusst.

Ein weiterer Grund für die unterschiedlich starke Beeinflussung der PHA-L-Bindungskapazität durch Kifunensine und der αMann-siRNA liegt im Versuchsaufbau. Der Inhibitor kann im Überschuss zu den Zellen gegeben werden. Die Wirksamkeit der siRNA hängt wesentlich von der Transfektionsrate ab. Das hier entwickelte siRNA-Protokoll gewährleistete eine Effizienz von 70 % mit gleichzeitig sehr guter Vitalität der Zellen. Trotzdem bleiben 30 % der Zellen unbeeinflusst. Zudem ist davon auszugehen, dass die siRNA sofort nach dem Einbringen in die Zelle Degradationsprozessen vor allem durch RNasen ausgesetzt ist. Genaue Angaben über die zeitliche Koordination des siRNA-Abbaus wurden bis heute nicht publiziert. Es kann jedoch angenommen

Diskussion

werden, dass dieser zügiger vonstattengeht als die Verstoffwechselung von Kifunensine und Kifunensine-inhibierter α-Mannosidasen der Klasse I. Zusammengenommen erklären diese Unterschiede die weniger ausgeprägte Veränderung der PHA-L-Bindungskapazität nach αMann-siRNA-Behandlung. Jedoch konnte mit der Kifunensine-unabhängigen Unterbindung der α-Mannosidase-I-Aktivität gezeigt werden, dass die Kifunensine-bedingte Reduktion der N-Glycane hauptsächlich auf die Inhibierung der α-Mannosidase I zurückgeführt werden kann. Weitere durch Kifunensine vermittelte Effekte können nicht ausgeschlossen werden.

5.1.2 Auswirkungen der veränderten α-Mannosidase-I-Aktivität auf die N-Glycanstruktur von Zelloberflächenproteinen

5.1.2.1 Überexpression der α-Mannosidase I

Im Falle der Überexpression des Vertreters Man1A in murinen T-Zellen konnte eine drastische Erhöhung der Expression auf mRNA-Ebene (Abb. 23) und gesteigerte Funktion auf Proteinebene mit Hilfe der PHA-L-Bindungskapazität (Abb. 11) gezeigt werden. Diese fiel jedoch relativ gering aus, insbesondere wenn die dramatische Zunahme in der Transkription beachtet wird.
Mit Hilfe des Reportermoleküls humanes CD4 konnte die Transduktionsrate der T-Zellen bestimmt werden. Die Expression des Moleküls wurde genutzt, um für die Bestimmung der PHA-L-Bindungskapazität nicht-infizierte murine T-Zellen von der Analyse auszuschließen. Der Einfluss von nicht-transduzierten Zellen auf die geringe Erhöhung der PHA-L-Bindungskapazität kann somit ausgeschlossen werden.
Die Gründe sind viel mehr in den Voraussetzungen und im Ablauf der N-Glycan-Biosynthese zu suchen. Unter der Erhöhung der N-Glycosylierung kann die vermehrte Addition von N-Glycanen und/oder die gesteigerte Komplexität der Zuckerstrukturen verstanden werden.
Die N-glycosidische Modifizierung von Proteinen ist gebunden an die Existenz von Aminosäuretriplets der Abfolge Arg-X-Ser oder Thr, wobei X kein Prolin sein kann. Die Anzahl der möglichen Zuckeranheftungen ist also schon an sich limitiert (28, 29). Des Weiteren kann eine erhöhte N-Glycosylierung im Sinne der vermehrten Addition nur hervorgerufen werden, wenn Anheftungsstellen, die im „normalen" Ablauf nicht modifiziert sind, besetzt werden. Durchschnittlich verfügt jedes Proteinmolekül über 2 bis 3 potentielle N-Glycan-Anheftungsstellen. Es wird angenommen, dass mehr als die Hälfte aller möglichen modifiziert werden. Die Erhöhung der N-Glycosylierung über die vermehrte Anheftung ist somit stark begrenzt (133).

Diskussion

Zudem wird die Verankerung des Vorläufer-Oligosaccharid am entstehenden Protein über den Oligosaccharyltransferase-Komplex vermittelt. Eine Beteiligung der α-Mannosidase I an diesem Vorgang ist bis heute nicht beschrieben worden. Eine Erhöhung der N-Glycosylierung im Sinne einer vermehrten Anheftung kann somit weitestgehend ausgeschlossen werden. Es bleibt die Möglichkeit über die Steigerung der Komplexität.

Die zweite Phase der N-Glycan-Biosynthese ist ein feinreguliertes, hochgradig verzweigtes System. Eine erhöhte α-Mannosidase-I-Expression bedingt nicht zwangsläufig eine erhöhte Aktivität der nachfolgenden N-Glycan-modifizierenden Enzyme wie z. B. der α-Mannosidase II. Von der Gruppe der N-Acetyl-Glucosaminyltransferasen ist bekannt, dass deren Aktivität direkt von der Verfügbarkeit des gemeinsamen Substrats N-Acetyl-Glucosamin abhängig ist (134).

Selbst mit der Annahme, dass die Aktivitäten im gleichen Maße ansteigen, tritt ein weiteres Problem auf, dass die nur geringe Erhöhung der PHA-L-Bindungskapazität in αMann-Virus-infizierten T-Zellen bedingen kann. Die vermehrte N-Glycosylierung im Sinne der gesteigerten Komplexität, äußert sich nicht nur in der Entstehung von mehr PHA-L-reaktiven Zuckerstrukturen, sondern in einer Vielzahl verschiedenartiger N-Glycane, z. B. Fructose-substituierter, die mit diesem Nachweisprinzip nicht erfasst werden. Die relativ geringe Erhöhung der PHA-L-Bindungskapazität in αMann-Virus infizierten T-Zellen ist also nicht verwunderlich. Entscheidend war die Tatsache, dass eine erhöhte α-Mannosidase-I-Expression mit dem Lektin PHA-L nachgewiesen werden konnte.

5.1.2.2 Weitere Nachweismöglichkeiten der α-Mannosidase-I-Aktivität

Weitere Möglichkeiten für den Funktionsnachweis der α-Mannosidase-I-Aktivität liegen in der direkten Detektion der Substrat- bzw. Produktstrukturen, die in diesem Fall die $Man_9GlcNAc_2$- bzw. Man_5-$GlcNAc_2$-Gebilde sind.

Aus der Knoblauchpflanze wurden die Lektine ASAI und ASAIII (*Allium sativum*-Agglutinin) isoliert, die bevorzugt $Man_9GlcNAc_2$-Stukturen binden (135). Die Problematik dabei ist, dass höher entwickelte Zellen kaum Mannose-reiche N-Glycane auf der Zelloberfläche exprimieren (136). Die Zielstrukturen der Lektine ASAI und ASAII würden somit nur im Falle einer unterbundenen α-Mannosidase-I-Funktion (z. B. Kifunensine-Behandlung) in Erscheinung treten. Vorausgesetzt, dass die $Man_9GlcNAc_2$-Strukturen nicht durch andere im Golgi Apparatus ansässige N-Glycan-assoziierte Transferasen modifiziert und somit die Erkennungsstrukturen maskiert werden. Eine erhöhte Funktion der α-Mannosidase I wäre mit Hilfe dieser Lektine nicht nachweisbar gewesen.

Diskussion

Die Aktivität der α-Mannosidase I könnte auch mit der MALDI-TOF-Massenspektrometrie analysiert werden. Diese Technologie ermöglicht es, den gesamten N-glycosidischen Zustand und dessen Veränderungen zu erfassen (137). Jüngst wurden erste systematische Untersuchungen an frisch isolierten und aktivierten T- und B-Zellen durchgeführt, die zeigten, dass im Zuge der Aktivierung sich die Zusammensetzung der komplexen N-Glycane (z. B. Verlust an N-Glycolylneuraminsäure-α-1,6-Galactose-Motiven und Zunahme an Galactose-α-1,3-Galactose-Strukturen) verändert (138). Neben der Fülle und Vielfältigkeit an Informationen, die die MALDI-TOF-Massenspektrometie bietet, ist die gleichzeitige Analyse von weiteren Oberflächenmarkern wie CD69 nicht möglich. Zudem verlangt die Methode einen zeitlichen und gerätetechnischen Aufwand, der nicht in Relation zu der verlangten Aufgabenstellung – qualitative Bestimmung der α-Mannosidase-I-Aktivität – stand.

Nichtsdestotrotz würde die exakte Bestimmung der N-Glycanzusammensetzung in Abhängigkeit der T-Zellaktivierung und der α-Mannosidase-I-Aktivität weitere interessante Einblicke in die Rolle der N-Glycane bei der zellulären Immunantwort geben. Die Gewinnung dieser Daten könnte Bestandteil weiterer Untersuchungen sein. Insbesondere könnte im Detail geklärt werden, welchen Einfluss Kifunensine auf die N-Glycosylierung von Oberflächenproteinen hat und inwieweit sich T-Zellsubpopulationen in ihrer N-Glycanzusammensetzung unterscheiden.

5.1.2.3 Verminderte α-Mannosidase-I-Aktivität

Hier konnte gezeigt werden, dass die Expression von PHA-L-reaktiven Oligosacchariden in Anwesenheit von Kifunensine vermindert wird (Abb. 7). Womit deutlich wird, dass Zellen, die dem Inhibitor ausgesetzt waren, eine veränderte N-Glycosylierung der Oberflächenproteine aufweisen. Wie schon bei der retroviralen Überexpression der α-Mannosidase I angesprochen, ist ungeklärt, welcher Art diese Veränderung ist. Ist sie mit einer geringeren N-Glycananheftung gleichzusetzen, oder bleibt die Anzahl der Anheftungen gleich, nimmt dafür die Komplexität der Zuckerstrukturen ab? Die Verankerung des Vorläufer-Oligosaccharids wird durch den Oligosaccharyltransferase-Komplex vermittelt (Abb. 1), der unabhängig von der α-Mannosidase I agiert. Auf Grund dessen sollte eine veränderte α-Mannosidase-I-Aktivität keinen Einfluss auf die Anzahl der Zuckeranheftungen haben.

Die Komplexität der N-Glycanstrukturen muss somit einer Veränderung unterliegen. Bis heute existieren noch keine Studien darüber, welchen Einfluss Kifunensine auf die globale N-Glycosylierung hat. Aus der Biosynthese für N-Glycane heraus wäre zu vermuten, dass in

Anwesenheit von Kifunensine Glycoproteine exprimiert werden, die hauptsächlich Mannose-reiche insbesondere $Man_9GlcNAc_2$-Strukutren tragen (Abb. 34).

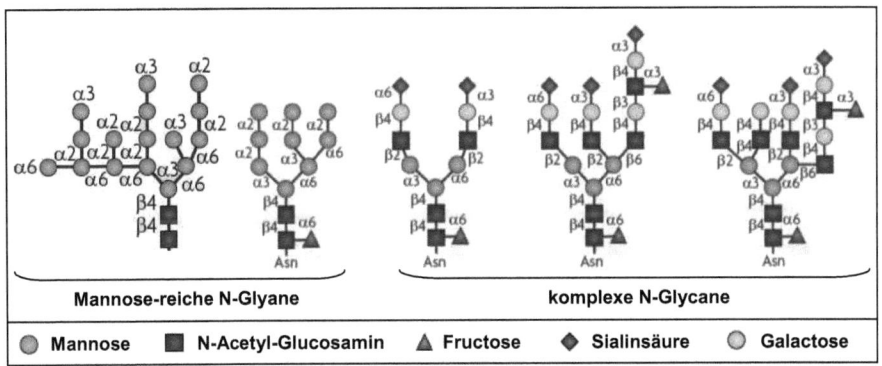

Abb. 34 N-Glycanstrukturen (Ausschnitt, modifiziert nach 136)

Hinweise für diese Theorie liefern die Daten von U. Fuhrmann und V. T Chang. Die Arbeitsgruppe um U. Fuhrmann untersuchte die N-Glycosylierung von IgG und IgD, die von Hybridomazellen in Anwesenheit von 1-Deoxymannojirimycin, das schwach inhibitorische Eigenschaften gegenüber der α-Mannosidase I besitzt, sekretiert wurden (Abb. 2). Es wurde gezeigt, dass die produzierten Immunglobuline über keinerlei komplexe N-Glycane verfügten, sondern nur über Mannose-reiche (139).

Vor kurzem publizierte V. T Chang MALDI-TOF-Untersuchungen an der löslichen Form des Stammzellmarkers 19A. HEK293T-Zellen, die den Marker transient exprimierten, wurden in Anwesenheit von Kifunensine kultiviert und anschließend der N-Glycosylierungsstatus des Markers analysiert. 19A-Proteine, die unter dem Einfluss des Inhibitors sezerniert wurden, trugen hauptsächlich Mannose-reiche N-Glycane, wobei der größte Anteil von $Man_9GlcNAc_2$-Formationen gestellt wurde. Erstaunlicherweise konnten auch $Man_{8-6}GlcNAc_2$-Strukturen nachgewiesen werden, wenn auch in deutlich geringerem Maß (140).

Neben der Inhibition der α-Mannosidase I wurde von der Arbeitsgruppe auch der Einfluss der α-Mannosidase II mit Hilfe des Inhibitors Swainsonine untersucht. Die Klasse II Mannosidasen katalysieren den letzten Schritt der gemeinsamen abbauenden Phase der N-Glycan-Biosynthese (Reduktion der $Man_5GlcNAc_2$- zur $Man_3GlcNAc_2$-Struktur, Abb. 1). Die Unterbindung der α-Mannosidase-II-Aktivität führt nicht zum vollständigen Verlust aller komplexen N-Glycane, wodurch die Schlüsselstellung der α-Mannosidase I verdeutlicht wird.

Die Inhibierung der α-Mannosidase-I-Aktivität resultiert in einer verminderten N-Glycosylierung, die nicht über die Reduktion der N-Glycananheftungen realisiert wird, sondern durch die grundlegende Veränderung der N-Glycane von komplexen zu Mannose-reichen Strukturen, wobei der Schwerpunkt auf der $Man_9GlcNAc_2$-Struktur liegt.

Zu dem konnte in beiden Arbeiten gezeigt werden, dass die Menge an sekretiertem Protein von der Funktionalität der α-Mannosidase I nicht negativ beeinflusst wird. Im Falle der Untersuchung von V. T. Chang konnte sogar eine Steigerung der Sekretion nachgewiesen werden, die vermutlich durch die Unterdrückung der ER-assoziierten Degradation durch Kifunensine verursacht wird (141).

In den genannten Veröffentlichungen wurden keine funktionellen Untersuchungen der sekretierten Proteine durchgeführt, womit unklar bleibt, ob die Inhibition der α-Mannosidase I die Freisetzung von falsch-gefalteten Proteinen fördert. Die genaue Rolle der α-Mannosidase I und die Wirkung von Kifunensine bei der ERAD konnte bis heute noch nicht vollständig aufgeklärt werden (51-53, 142).

Mit dem hier etablierten Aktivitätsnachweis war zu beobachten, dass die Inhibition der α-Mannosidase I durch Kifunensine auch nach zwei Tagen nicht zu einem vollständigen Verlust von PHA-L-reaktiven N-Glycanen auf Zelloberflächenproteinen führte. Erklärbar ist dies mit der Tatsache, dass innerhalb von 48 Stunden nicht die Gesamtheit aller Zelloberflächenproteine erneuert wird. Es kann festgehalten werden, dass die Aktivität der α-Mannosidase I mit Hilfe von Kifunensine und einer siRNA unterbunden werden konnte, wobei die Inhibierung auf Proteinebene effektiver war und zur Etablierung des in Abb. 5 dargestellten Inhibitionsprotokoll führte. Proteine, die unter dem Einfluss von Kifunensine translatiert werden, tragen nicht weniger N-Glycane, sondern einfachere, Mannose-reiche mit geringerer Stereometrie.

Diskussion

5.1.3 Transkriptionelle Regulation der α-Mannosidase I während der T-Zellaktivierung

Bei der Suche nach neuen prädikativen Markern für die Entwicklung einer Toleranz oder einer Abstoßungsreaktion konnte die α-Mannosidase I als differenziell reguliertes Gen in einwandernden Leukozyten nach Transplantation identifiziert werden (15). Zunächst sollte die transkriptionelle Regulierung der α-Mannosidase I während der T-Zellaktivierung untersucht werden. Es konnte gezeigt werden, dass zu Beginn der Aktivierung die Expression transient reduziert und binnen 72 h das Ausgangstranskriptionslevel wieder erreicht wurde (Abb. 12).

Unter Punkt 1.4 wurde bereits die Theorie der vereinfachten Bildung der Immunologischen Synapse durch eine verminderte N-Glycosylierung erwähnt (87-91). Die kurzzeitige Abnahme der α-Mannosidase-I-Expression stützt diese Hypothese, in dem Sinne, dass α-Mannosidase I in ihrer Schlüsselstellung als eine Art An/Ausschalter die gesamte N-Glycosylierung negativ regulieren kann und zu Beginn der Aktivierung durch ihre verminderte Aktivität eine Vereinfachung im Aufbau der N-Glycane verursacht und die Bildung der Immunologischen Synapse begünstigt.

Die anschließende Erhöhung der α-Mannosidase-I-Transkription spricht dafür, dass nach der Erkennung der Antigen-präsentierenden Zelle durch die T-Zelle weitere durch die N-Glycosylierung vermittelte Effekte einer Regulation unterliegen, die von N-Glycanprozessierenden Transferasen gesteuert werden, die in der Biosynthese nach der α-Mannosidase I agieren und eine „normale" Funktion der α-Mannosidase I voraussetzen, z. B. die Induktion von Apoptose von aktivierten T-Zellen als negative Rückkopplung zur Beendigung der Immunantwort. Es wurde beobachtet, dass die Überexpression der α-Mannosidase I in T-Zellen zu einer erhöhten Apoptoseneigung führte (Daten nicht gezeigt). Untersuchungen an T_H1-, T_H2- und T_H17-Zellen zeigten, dass T_H2-Zellen im Gegensatz zu T_H1- und T_H17-Zellen über komplexe N-Glycane verfügen, bei denen Galactose mit Sialinsäure α-2,6-substituiert (siehe Abb. 1) ist, und somit die Zellen vor Galectin-1-induzierten Zelltod schützen (143).

M. Demetriou konnte zeigen, dass die Expression des *Mgat5*-Gens abhängig von der T-Zellaktivierung ist und innerhalb von 48 Stunden der Stimulation ansteigt. Daraus wurde die These entwickelt, dass die Bildung von Mgat5-modifizierten N-Glycanen (Abb. 1) die Empfindlichkeit des TCR gegenüber dem Antigen dämpft und eine verspätete negative Rückkopplung innerhalb der Regulation der T-Aktivierung gebildet wird (81). Die verminderte Aktivität der α-Mannosidase I begünstigt die Bildung von einfachen N-Glycanen mit geringer Stereometrie, wodurch die Zusammenlagerung der TCR-Komponenten vereinfacht wird und die

Ausbildung der immunologischen Synapse gefördert werden würde. Mit fortschreitender Aktivierung könnte durch die gesteigerte Funktion der N-Acetyl-Glucosaminyltransferase V dieser Effekt abgepuffert werden.

Die transiente Reduktion der α-Mannosidase I während der T-Zellaktivierung konnte mit dem PHA-L-basierten Aktivitätsnachweis auf Proteinebene nicht bestätigt werden. Es ist möglich, dass das Zeitfenster, in dem die verminderte α-Mannosidase-I-Aktivität in einer geringeren Ausbildung an PHA-L-reaktiven Oligosacchariden mündet, nicht mit den gewählten Analysepunkten übereinstimmte, oder dass die Sensitivität des Nachweises nicht ausreichend ist, um diese Veränderung in der Aktivität zu detektieren. Mit Hilfe der MALDI-TOF-Massenspektrometrie könnte geklärt werden, ob und zu welchem Zeitpunkt während der Stimulation die transiente Reduktion der α-Mannosidase I eine Abnahme der PHA-L-reaktiven N-Glycane verursacht.

Diskussion

5.1.4 Effekte der veränderten α-Mannosidase-I-Aktivität auf die T-Zellaktivierung

Es konnte gezeigt werden, dass die Transkription der α-Mannosidase I während der T-Zellaktivierung transient reduziert wird, wodurch die Hypothese gestützt wird, dass eine geringere N-Glycosylierung die Bildung der immunologischen Synapse und damit die Aktivierung von T-Zellen fördert. Analog dazu sollte eine erhöhte N-Glycanbildung, bedingt durch eine höhere α-Mannosidase-I-Aktivität, die T-Zellaktivierung negativ beeinflussen. Zur Überprüfung dieser Theorie (Abb. 35) wurde für die Unterbindung der Enzymaktivität der Inhibitor Kifunensine verwendet. Die gesteigerte Expression der α-Mannosidase I wurde erzielt durch die Infektion der T-Zellen mit einem α-Mannosidase-I-spezifischen Retrovirus.

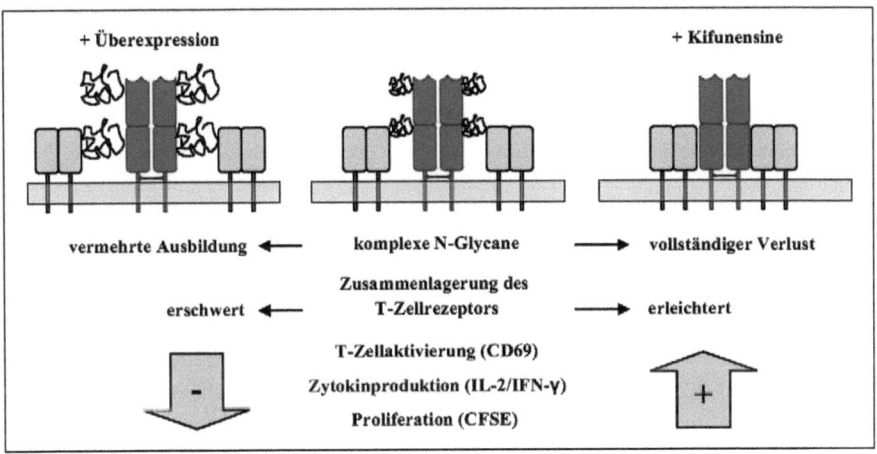

Abb. 35 Einfluss der α-Mannosidase-I-Aktivität auf die T-Zellaktivierung. Die Inhibition der α-Mannosidase-I-Aktivität durch Kifunensine führt zu einem vollständigen Verlust an komplexen N-Glycanen, wodurch die Zusammenlagerung des T-Zellrezeptors erleichtert wird. In Folge dessen sollte die T-Zellaktivierung, Zytokinproduktion und Proliferation positiv beeinflusst werden. Die gesteigerte α-Mannosidase-I-Expression bedingt durch die retrovirale Überexpression führt zur vermehrten Ausbildung von komplexen N-Glycanen. Durch die sterische Behinderung wird die Zusammenlagerung des T-Zellrezeptors erschwert und die T-Zellaktivierung, Zytokinproduktion und Proliferation negativ beeinflusst.

Diskussion

5.1.4.1 Einfluss der Inhibitorkonzentration

Zunächst wurde untersucht, welchen Einfluss die Kifunensine-Konzentration, die für die Vorinkubation eingesetzt wurde, auf die α-Mannosidase-I-Aktivität während der T-Zellaktivierung hat. Kifunensine besitzt eine mittlere inhibitorische Konzentration von $IC_{50} = 0,5$ µM (38) und ein Molekulargewicht von 232,2 g/mol (62), womit bei einer Konzentration von 0,1 µg/ml die Aktivität der α-Mannosidase I zu 50 % inhibiert sein sollte. Mit dem hier entwickelten PHA-L-basierten Nachweis konnte für die Inhibitorkonzentration von 0,5 µg/ml eine statistisch signifikante Beeinflussung nachgewiesen werden (Abb. 13). Auf Grund der geringen Sensitivität des Nachweissystems ist höchstwahrscheinlich eine mögliche Beeinflussung bei geringeren Konzentrationen nicht detektierbar gewesen. Die inhibitorische Potenz von Kifunensine gegenüber seinem Zielenzym wird jedoch deutlich. Kifunensine verursacht bereits in geringen Mengen eine anhaltende Veränderung der PHA-L-Bindungskapazität, die die Zugabe des Inhibitors während der Stimulation nicht erforderte. Zudem wird klar, dass die durch Kifunensine verursachte negative Beeinflussung der α-Mannosidase-I-Aktivität stärker bzw. anhaltender (Tag 3 der Stimulation) ist, als die, die durch die transiente Reduktion in der Transkription hervorgerufen werden kann. Dies verdeutlicht, wie wichtig die Regulation der α-Mannosidase I für die Aktivierung der T-Zelle sein muss.

Im Bereich der niedrigeren Konzentrationen konnte ein linearer Zusammenhang zwischen der Inhibitormenge und der Reduktion der PHA-L-Bindungskapazität beobachtet werden, der ab einer Konzentration von 10 µg/ml nicht mehr bestand und in ein Plateau überging. Für keine der verwendeten Konzentrationen konnte der vollständige Verlust der Fähigkeit, PHA-L zu binden, beobachtet werden.

Wie schon unter Punkt 5.1.2.3 angesprochen, ist dies vermutlich auf Glycoproteine zurückzuführen, die vor der Kifunensine-Behandlung zur Zelloberfläche transloziert wurden. Diese Annahme könnte überprüft werden, in dem die PHA-L-Bindungskapazität von T-Zellen bestimmt wird, bei denen zeitgleich zur Kifunensine-Behandlung die Proteinsynthese z. B. mit Actinomycin D unterbunden wurde. Die Inhibierung der Proteinsynthese sollte keinen Einfluss haben, auf die Fähigkeit der T-Zellen, PHA-L zu binden.

Diskussion

5.1.4.2 T-Zellaktivierung

Nachdem gezeigt werden konnte, dass die Aktivität der α-Mannosidase I in direkter Abhängigkeit zu der für die Vorinkubation verwendeten Kifunensine-Konzentration stand, sollte überprüft werden, ob die Aktivität der α-Mannosidase I die Aktivierung von T-Zellen begünstigt und ob eine mögliche Abhängigkeit zu der Inhibitormenge besteht.

CD69 ist ein Glycoprotein und gilt als Marker der frühen Aktivierungsphase (144, 26). Die genaue Funktion bei der T-Zellaktivierung sowie potentielle Liganden sind noch unbekannt. Doch ist klar, dass der Status der N-Glycosylierung des CD69-Proteins keinen Einfluss auf dessen Dimerisierung, Stabilität und Transport in der Zelle hat (145). In der Literatur werden verschiedene Wirkungsweisen von CD69 diskutiert z. B. bei der Apoptoseinduktion nach T-Zellaktivierung (146). In der hier vorliegenden Arbeit wurde CD69 alleinig als Möglichkeit verwendet, die Aktivierung von T-Zellen zu bestimmen. Wichtig dabei war, dass die Expression des Aktivierungsmarkers nicht in Abhängigkeit von seinem N-Glycanstatus steht.

Es konnte gezeigt werden, dass $CD4^+$-T-Zellen, deren α-Mannosidase-I-Aktivität zuvor inhibiert wurde, während der Stimulation über einen erhöhten Anteil an $CD69^+$-T-Zellen verfügten (Abb. 14). Bereits die Verwendung von 0,5 µg/ml Kifunensine bei der Vorinkubation führte, wie schon bei der Bestimmung der PHA-L-Bindungskapazität beobachtet wurde, zu einem statistisch signifikanten Anstieg des Anteils an $CD69^+$-T-Zellen nach allogener Stimulation. Im Bereich der niedrigen Inhibitorkonzentration wurde ein linearer Zusammenhang zur Steigerung der Frequenz an $CD69^+$-T-Zellen beobachtet, der ab einer Konzentration von 10 µg/ml Kifunensine in ein Plateau überging. Die Daten zeigten, dass die Unterbindung der α-Mannosidase-I-Aktivität eine stärkere Aktivierung der T-Zellen verursachte. Die oben beschriebene Theorie, dass eine geringere N-Glycosylierung die Aktivierung der T-Zelle begünstigt, wird damit bestärkt. Interessanterweise unterlag die Steigerung der $CD69^+$-T-Zellen starken Schwankungen. Im Gegensatz zu den Beobachtungen bei der Reduktion der PHA-L-Bindungskapazität führte somit eine Erhöhung der Inhibitorkonzentration ab 0,5 µg/ml zu keiner weiteren statistisch signifikanten Steigerung. Es stellte sich die Frage, ob diese Unterschiede zwischen den einzelnen Stimulationen allein durch die unterschiedlichen MHC-Inkompatibilitäten der Spender bedingt wurden. Die Unterbindung der α-Mannosidase-I-Aktivität in naiven und memory T-Zellen zeigte (Abb. 20), dass naive T-Zellen deutlich empfindlicher auf die Inhibition der α-Mannosidase I reagieren. Sie ließen sich in einem stärkeren Maß aktivieren als memory T-Zellen, die zwar einen leichten Anstieg in der Frequenz der $CD69^+$-T-Zellen nach allogener Stimulation zeigten, der jedoch im Vergleich zu naiven T-Zellen sehr viel geringer ausfiel. Die beobachteten starken

Diskussion

Schwankungen in den Anstiegen der CD69$^+$-T-Zellen von CD4$^+$-T-Zellen nach Kifunensine-Behandlung sind somit nicht nur durch die verschiedenen MHC-Inkompatibilitäten der Spender bedingt. Die Unterschiede werden auch verursacht durch die verschiedenen Anteile an naiven und memory T-Zellen in den CD4$^+$-T Zellen der Spender, die in Abhängigkeit von deren Alter, Geschlecht und aktuellem Infektionsstatus stehen (147).

Sowohl bei der Reduktion der PHA-L-Bindungskapazität als auch bei der Steigerung der Frequenz der CD69$^+$-T-Zellen zeigte sich die Konzentration von 10 µg/ml Kifunensine als die effektivste, definiert als Verhältnis von größtmöglicher Beeinflussung des betrachteten Merkmals bei kleinstmöglicher Inhibitormenge. Es kann vermutet werden, dass die Funktion der α-Mannosidase I in der Anwesenheit von 10 µg/ml Kifunensine vollständig unterbunden ist. Zur Untersuchung der Effekte eines vollständigen Funktionsausfalls der α-Mannosidase I und der damit verbundenen Änderung der N-Glycanstrukturen von komplex zu Mannose-reich für die T-Zellaktivierung bot sich die Verwendung dieser Konzentration an. Zusätzlich wurden auch die Einflüsse untersucht, die durch eine Konzentration von 2 µg/ml Kifunensine vermittelt werden, bei der die Aktivität der α-Mannosidase I beeinflusst, aber nicht komplett unterbunden wurde.

5.1.4.3 Zytokinproduktion und -transkription

Nachdem gezeigt werden konnte, dass eine verminderte α-Mannosidase-I-Aktivität den Anteil an CD69$^+$-T-Zellen fördert, sollte geprüft werden, ob die Transkription und Freisetzung der Zytokine IL-2 und IFN-γ ebenfalls positiv beeinflusst werden.

Die Inhibierung der α-Mannosidase I führte sowohl auf Proteinebene als auch auf mRNA-Ebene (Abb. 15) zu einer verstärkten Sekretion bzw. Transkription von IL-2. Dabei zeigte die Konzentration von 10 µg/ml Kifunensine auf Proteinebene einen länger anhaltenden Effekt. Konträr dazu zeigte die geringere Inhibitormenge auf mRNA-Ebene einen stärkeren Einfluss.

Die Daten stützen somit auch die These, dass eine geringere N-Glycosylierung die Aktivierung von T-Zellen begünstigt. Im Falle von IL-2 könnte die Unterbindung der N-Glycan-Biosynthese an der α-Mannosidase I einen weiteren Effekt vermitteln.

K. Fukushima postulierte ein Model (siehe Punkt 1.4), bei dem Mannose-reiche Strukturen die Zusammenlagerung des IL-2-Rezeptors begünstigen. Vorzugsweise handelt es sich dabei um Man$_5$GlcNAc$_2$-Gebilde (148). Der IL-2-Rezeptor wird von drei verschiedenen Ketten (α, β, γ) gebildet (149). Nur eine (γ) der drei wird konstitutiv auf ruhenden T-Zellen exprimiert, die beiden anderen werden erst nach Aktivierung transkribiert (150). Im Gegensatz zu IL-2 selbst,

Diskussion

welches nur über O-glycosidische Zuckeranheftungen verfügt (151, 152), tragen die Ketten des Rezeptors mehrere N-Glycane (153-155). In Anwesenheit von Kifunensine werden diese mit Mannose-reichen Zuckerstrukturen modifiziert an der Zelloberfläche exprimiert. Somit könnte die Zusammenlagerung des IL-2-Rezeptors positiv beeinflusst und die autokrine Wirkung von IL-2 erhöht werden.

Die geringere Konzentration an Kifunensine führt auf mRNA-Ebene zu einem länger anhaltenden Effekt als 10 µg/ml Kifunensine. Dies könnte ein Hinweis darauf sein, dass die vollständige Unterbindung der α-Mannosidase I die Aktivierung von T-Zellen beschleunigt. Die maximale Zunahme in der IL-2-mRNA-Expression in 10 µg/ml Kifunensine-behandelten $CD4^+$-T-Zellen lag unter Umständen zwischen den beiden Zeitpunkten, zu denen die Transkription bestimmt wurde z. B. 36 Stunden. Analog dazu könnte bei der 2 µg/ml Kifunensine-Konzentration die maximale IL-2-Sekretion nach 48 Stunden Stimulation noch nicht erreicht worden sein. Die Unterbindung der α-Mannosidase-I-Aktivität durch Kifunensine könnte nicht nur die Bildung der Immunologischen Synapse und damit die vereinfachte Aktivierung der T-Zelle fördern, sondern auch die Signalweiterleitung beschleunigen, wie M. Demetriou bereits für Mga5-defiziente T-Zellen zeigen konnte (81).

Eine zeitlich detailliertere Analyse der IL-2-Transkription und -Sekretion würde Aufschluss geben, ob diese These stimmt, zudem könnte geprüft werden, ob die Expression beschleunigt und/oder gesteigert wird durch Kifunensine. Eine zusätzliche Steigerung zur Beschleunigung könnte den länger anhaltenden Effekt der größeren Inhibitormenge auf Proteinebene erklären.

Erstaunlicherweise konnte für IFN-γ (Abb. 16) nur auf mRNA-Ebene ein erhöhender Effekt der α-Mannosidase-I-Inhibition beobachtet werden. Möglicherweise ist auf Proteinebene erst zu einem späteren Zeitpunkt der Stimulation, z. B. nach 72 Stunden, eine Zunahme nachweisbar. R. Morgen untersuchte die IFN-γ-Produktion von CD3/CD28-stimulierten murinen Milzzellen in Anwesenheit des α-Mannosidase-II Inhibitors Swainsonine. Die Unterbindung der α-Mannosidase II verursacht die Ausbildung von hybriden N-Glycan, die komplexer aufgebaut sind als Mannose-reiche Zuckerstrukturen, jedoch einen größeren Anteil an Mannose enthalten als komplexe N-Glycane. Die Anwesenheit des Inhibitors verursachte eine dramatische Zunahme in der IFN-γ-Produktion während der Stimulation (82). Konträr dazu wurden von T. Kosuge Daten publiziert, die Swainsonine keinen Einfluss auf die IFN-γ-Produktion von stimulierten T-Zellen zuordnen (156). Von R. Morgen wurde beobachtet, dass die durch Swainsonine-vermittelte Effekte abhängig sind von der eingesetzten Inhibitorkonzentration. Größere Mengen verursachen nicht nur die Inhibierung der α-Mannosidase II, sondern beeinflussen auch die

Diskussion

Aktivität der lysosomalen α-Mannosidase, wodurch der Abbau von Glycoproteine im Lysosom unterbunden wird. Die Funktionalität dieser α-Mannosidase wurde erst in jüngster Zeit in Zusammenhang gebracht mit diversen Prozessen des Immunsystems (157), wobei die genaue Rolle noch unklar ist. Die Inhibition der lysosomalen α-Mannosidase bei höheren Swainsonine-Konzentrationen stellt jedoch eine mögliche Erklärung für die gegensätzlichen Beobachtungen der beiden genannten Arbeitsgruppen dar (82).

Gleichzeitig untersuchte die Arbeitsgruppe um R. Morgen Milzzellen von *Mgat5*-defizienten Mäusen und konnte auch in diesem Falle eine erhöhte Produktion von IFN-γ in Zellen, deren Ausbildung von PHA-L-reaktiven N-Glycanen unterbunden ist, nachweisen. Ausgehend von der gesteigerten IFN-γ-Produktion in Swainsonine-behandelten und Mgat5$^{(-/-)}$-Milzzellen, wäre zu erwarten gewesen, dass die Inhibierung der α-Mannosidase I durch Kifunensine einen ähnlichen Effekt vermitteltet, dieser konnte jedoch nur auf mRNA-Ebene beobachtet werden.

Im Gegensatz zu der gesteigerten IL-2-Transkription und Produktion in Kifunensine-behandelten T-Zellen, die auch in Anwesenheit von Inhibitoren der Glucosidase I und II (1-Deoxynojirimycin) und der α-Mannosidase II (Swainsonine) beobachtet wurde (156), scheint eine erhöhte IFN-γ-Produktion nur bewirkt zu werden, wenn die Ausbildung bestimmter N-Glycane (z. B. PHA-L-reaktive) unterbunden wird.

Die Inhibition der α-Mannosidase II verursacht keine vollständige Änderung der N-Glycanstrukturen von komplexen zu Mannose-reichen, wie durch die Behandlung von Kifunensine hervorgerufen wird. R. Morgen konnte in Swainsonine-behandelten T-Zellen gleiche Effekte beobachten wie in Mgat5$^{(-/-)}$-T-Zellen, allerdings war die IFN-γ-Erhöhung in Swainsonine-behandelten Milzzellen deutlich ausgeprägter als in Mgat5$^{(-/-)}$-Milzzellen. Womit sich die Frage stellt, ob die Unterbindung der Entstehung der PHA-L-reaktiven N-Glycane im Biosyntheseschritt der N-Acetyl-Glucosaminyltransferase V vollständig verantwortlich ist für die Steigerung der IFN-γ-Produktion. Möglicherweise fördert bereits die Unterbrechung in einem früheren Schritt in der Synthese (z. B. α-Mannosidase II) die Produktion von IFN-γ. Damit würden mehrere Prozessionszweige der weiteren N-Glycansynthese beeinflusst werden und der Zweig der Mgat5-Modifizierung vermittelt nur einen Teil des Effektes. Die Daten von R. Morgen würden diese Vermutung unterstützen.

Die gesteigerte Sekretion von IFN-γ kann nicht nur abhängig von der Abwesenheit bestimmter N-Glycane, sondern zusätzlich an das Vorhandensein ausgewählter N-Glycane gekoppelt sein, da die Inhibition von T-Zellen mit Kifunensine (kompletter Verlust an komplexen N-Glycanen) keine Steigerung in der IFN-γ-Produktion verursacht. Auch die Unterbindung der N-Glycan-

Diskussion

Biosynthese durch die Beeinflussung der Glucosidasen I und II führt zu keiner gesteigerten Sekretion (156).

Eine weitere Möglichkeit, weshalb die Unterbindung der α-Mannosidase-I-Aktivität nicht in einer gesteigerten Sekretion von IFN-γ mündet, könnte darin liegen, dass der Transport von intrazellulärem IFN-γ aus der Zelle durch die veränderten N-Glycanstrukturen negativ beeinflusst wird (158). Diese Vermutung wird gestützt von den Beobachtungen von T. Kosuge, die zeigten, dass T-Zellen unter dem Einfluss von Glucosidase-Inhibitoren IFN-γ intrazellulär akkumulieren (156).

T-Zellen, in denen die α-Mannosidase I überexprimiert wurde, zeigten eine verminderte IFN-γ-Sekretion im Vergleich zu Kontroll-Virus-infizierten T-Zellen (Abb. 24A). Weiterhin konnte gezeigt werden, dass die Überexpression der α-Mannosidase I negativ die IFN-γ-Transkription beeinflusst (Abb. 24B). Es kann somit davon ausgegangen werden, dass die reduzierte Sekretion nicht durch eine intrazelluläre Akkumulation an IFN-γ verursacht wurde. Damit wird die These gestützt, dass eine gesteigerte N-Glycosylierung die T-Zellaktivierung negativ beeinflusst. Es ergibt sich die Frage, welche N-Glycanstrukturen diesen Effekt vermittelten. Trotz einer Steigerung der α-Mannosidase-I-Transkription um das bis zu 20fache (Abb. 23) wurde nur eine relativ geringe Steigerung in der PHA-L-Bindungskapazität (Abb. 11) beobachtet. Das stützt die Vermutung, dass die gesteigerte α-Mannosidase-I-Aktivität nicht vorrangig in die vermehrte Bildung PHA-L-reaktiver Oligosaccharide mündet (vergleiche dazu Punkt 5.1.1), sondern weitere N-Glycane, z. B. PHA-E-reaktive, entstehen. Ohne Zweifel kann dies nicht ohne weitere Untersuchungen geklärt werden.

5.1.4.4 Proliferation

Neben der Bestimmung an $CD69^+$-T-Zellen und Sekretion/Transkription von IL-2 und IFN-γ wurde auch der Einfluss der Kifunensine-Behandlung auf der Proliferation von T-Zellen nach allogener Stimulation untersucht. Es zeigte sich, dass T-Zellen, deren α-Mannosidase-I-Aktivität zuvor unterbunden wurde, in einem stärkeren Maß proliferierten als T-Zellen mit uneingeschränkter Enzymaktivität (Abb. 17).

Diese Daten unterstützen die These der vereinfachten T-Zellaktivierung auf Grund der geringeren N-Glycosylierung. Im Gegensatz zu den Beobachtungen bzgl. der IFN-γ-Sekretion sind diese in Übereinstimmung mit denen von R. Morgen, der ebenso eine gesteigerte Proliferation für $Mgat5^{(-/-)}$-Milzzellen feststellen konnte (82).

Diskussion

Interessanterweise konnte bei der Steigerung der Proliferation eine Konzentrationsabhängigkeit bzgl. Kifunensine festgestellt werden. Die Proportionalität könnte verursacht werden durch die IL-2-Abhängigkeit der Proliferation. Es konnte gezeigt werden, dass die höhere Konzentration einen länger anhaltenden Effekt in der IL-2-Sekretion verursacht (Abb. 15A), womit für die Proliferation eine größere Menge an IL-2 zur Verfügung steht.

5.1.4.5 Naive und memory T-Zellen

Es konnte gezeigt werden, dass memory T-Zellen über eine höhere α-Mannosidase-I-Aktivität verfügen als naive T-Zellen (Abb. 18). Zudem konnte beobachtet werden, dass sich beide Subpopulationen auch hinsichtlich ihrer transkriptionellen Regulation der α-Mannosidase-I-mRNA während der Stimulation unterscheiden (Abb. 19). Während in memory T-Zellen ein konstantes Level an α-Mannosidase-I-Transkripten beobachtet werden konnte, zeigten humane naive T-Zellen eine transiente Reduktion, wie bereits für murine Gesamt-CD4$^+$-T-Zellen gezeigt wurde (Abb. 12). D. h. die differentielle Regulation der α-Mannosidase I ist assoziiert mit der Aktivierung von naiven, jedoch nicht von memory T-Zellen.

Es ist zu vermuten, dass eine Transkriptionsanalyse an humanen Gesamt-CD4$^+$-T-Zellen eine weniger starke Reduktion der α-Mannosidase-I-Transkription zeigt. Der Anteil an memory T-Zellen in humanen Gesamt-CD4$^+$-T-Zellen ist deutlich höher als in murinen, da Versuchstiere in einer nahezu keimfreien Umgebung gehalten werden. Die stabile Expression in humanen memory T-Zellen könnte die transiente Reduktion in naiven T-Zellen überdecken.

Die Behandlung von memory T-Zellen mit Kifunensine führte weder zu einer statistisch signifikanten Steigerung in der Frequenz an CD69$^+$-T-Zellen (Abb. 20) noch zu einer vermehrten Freisetzung (Abb. 21B und D) oder erhöhten Transkription (Abb. 22) der Zytokine IL-2 und IFN-γ. Die Aktivierung von memory T-Zellen lässt sich somit über die Beeinflussung der α-Mannosidase-I-Aktivität nicht steigern.

Memory T-Zellen entstehen nach der Aktivierung von naiven T-Zellen. Sie verfügen über eine Antigen-Spezifität, die beim Zweitkontakt mit dem Antigen eine schnelle und effektive Immunantwort gewährleisten soll. Des Weiteren unterscheiden sich memory T-Zellen von naiven darin, dass sie bereits die für die Aktivierung notwendigen Komponenten (TCR/CD28/IL-2-Rezeptor) auf der Zelloberfläche mit der entsprechenden N-Glycosylierung exprimieren. Deshalb führt die Unterbindung der α-Mannosidase-I-Aktivität mit Kifunensine nicht zu einer verminderten N-Glycosylierung des TCRs, der kostimulatorischen Moleküle oder des IL-2-Rezeptors (Abb. 36), womit die Unempfindlichkeit von memory T-Zellen gegenüber der Kifunensine-Behandlung erklärt werden könnte.

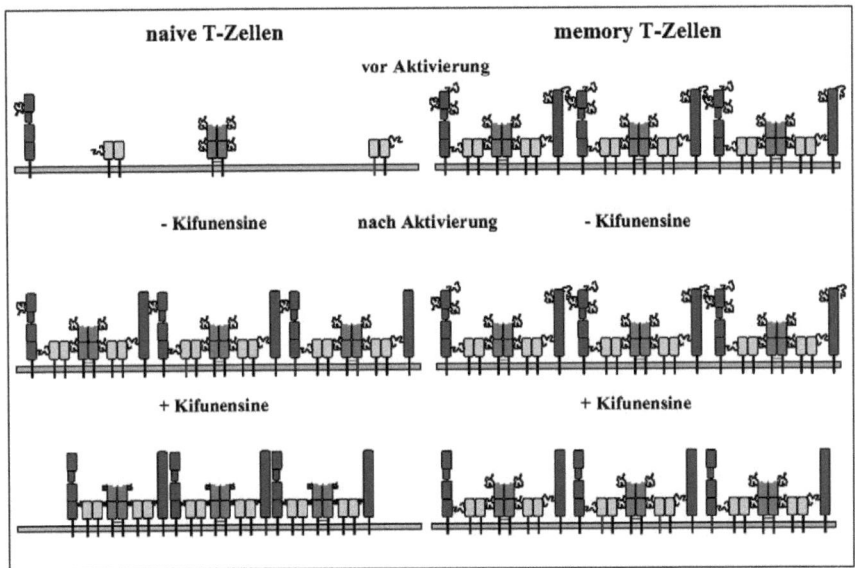

Abb. 36 Einfluss von Kifunensine auf die N-Glycosylierung des T-Zellrezeptors von naiven und memory T-Zellen

Die Subpopulation der naiven T-Zellen hingegen reagierte in ähnlicher Weise auf die Kifunensine-Behandlung wie humane Gesamt-CD4$^+$-T-Zellen. Die Unterbindung der α-Mannosidase-I-Aktivität führte zu einer gesteigerten Frequenz an CD69$^+$-T-Zellen (Abb. 20), IL-2-Produktion und -Transkription (Abb. 21A und Abb. 22). Dabei war zu beobachten, dass die beiden verwendeten Kifunensine-Konzentrationen in gleichem Maß wirkten. Analog zu den Gesamt-CD4$^+$-T-Zellen konnte auch in naiven T-Zellen ein Einfluss des Inhibitors auf IFN-γ nur auf mRNA-Ebene gezeigt werden (Abb. 21C und Abb. 22).

Somit unterscheiden sich naive und memory T-Zellen nicht nur hinsichtlich ihrer transkriptionellen Regulation der α-Mannosidase I während der T-Zellaktivierung, sondern auch in ihrer Beeinflussbarkeit durch Kifunensine. Wie die unterschiedliche Regulation der α-Mannosidase-I-Transkription und Empfindlichkeit gegenüber dem Inhibitor der beiden untersuchten Subpopulationen realisiert wird, ist noch völlig unklar.

Diskussion

5.2 Rezeptor für Hyaluronan-vermittelte Migration (RHAMM)

5.2.1 Transkriptionelle Regulation

Der Rezeptor für die Hyaluronan-vermittelte Migration konnte als differentiell reguliertes Gen im Zusammenhang mit einer Abstoßungsreaktion identifiziert werden (15). Zu Beginn der Analyse der Bedeutung von RHAMM für die T-Zellaktivierung sollte die transkriptionelle Regulation bestimmt werden. Es zeigte sich, dass das Transkriptionslevel von Rhamm während der allogenen Stimulation um das bis zu 20fache zunimmt (Abb. 25). Der maximale Anstieg wird zwischen Tag 2 und 3 der Aktivierung erreicht. Im weiteren Verlauf nimmt die Menge an Rhamm-mRNA-Transkripten wieder ab. Es lässt sich vermuten, dass Rhamm nicht nur die Beweglichkeit von Tumorzellen – in diesem Zusammenhang wurde der Marker als erstes beschrieben (91) – sondern auch die Migration von aktivierten T-Zellen beeinflusst. Für T-Zellen, die mit syngenen B-Zellen kultiviert wurden, konnte ebenso eine leichte Zunahme der Rhamm-mRNA-Expression zwischen Tag 2 und 3 beobachtet werden. Dies ist erklärbar mit der Tatsache, dass während des Anheftens an z. B. Plastik in Zellen die Expression von Rhamm in geringem Maß induziert wird (104).

Die erste Analyse der transkriptionellen Regulation von Rhamm wurde mit Hilfe des Panels Rhamm 15-16 vorgenommen, das alle bis zu diesem Zeitpunkt bekannten Isoformen von Rhamm detektierte. Im murinen System waren die drei Isoformen v5, v4 und v1 des Rezeptors beschrieben worden. Im Weiteren sollte geklärt werden, inwieweit die Transkription der einzelnen Isoformen während der T-Zellaktivierung reguliert ist. Auf Grund der Unterschiede in den verschiedenen mRNA-Molekülen wurden die Panel v5, v4 und v1 (siehe Abb. 37) für die Genexpressionsanalyse der Isoformen verwendet. Die Auswahl der Sonden erfolgte anhand der in Datenbanken hinterlegten Sequenz für die verschiedenen Isoformen. Das Panel v5 detektiert spezifisch die

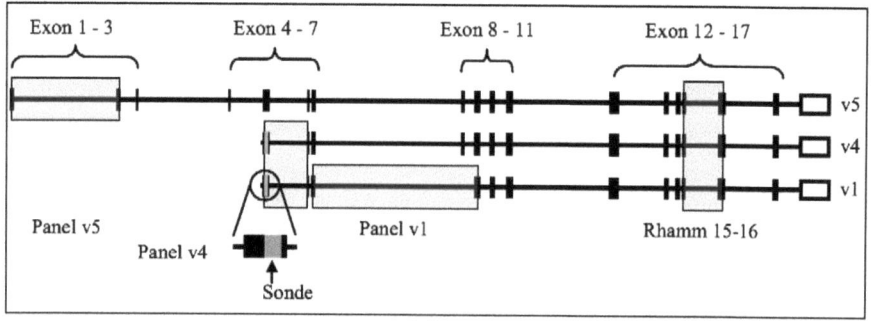

Abb. 37 Isoformen von RHAMM und für die Expressionsanalyse verwendete Panel

Diskussion

lange Isoform v5 von Rhamm. Analog dazu ist das Panel v1 spezifisch für die kurze Isoform v1, in der das Exon 8 fehlt. Das Panel v4 ist spezifisch für die in den Isoformen v4 und v1 im 4. Exon zusätzlich enthaltene Sequenz. Für die Panel v4 und v1 konnte kein Signal für die Bindung der Fluoreszenzfarbstoff-markierten Sonde, die die Spezifität der verwendeten Panel gewährleistet, detektiert werden. Zum einen ist es möglich, dass die Isoformen v4 und v1 in ruhenden und aktivierten T-Zellen nicht exprimiert werden und allein die Isoform v5 während der Aktivierung vermehrt exprimiert wird, oder die Spezifität der ausgewählten Sonden ist nicht ausreichend für eine erfolgreiche Erkennung der Zielsequenz. Daher wäre zu erwarten gewesen, dass die Genexpressionsanalyse mit Hilfe des Farbstoffs SYBR Green gleiche Ergebnisse für das Panel v4 erbringt, wie sie mit dem Panel Rhamm 15-16 nachgewiesen wurden. Für das Panel v1 war anzunehmen: sollte ein Signal in einer SYBR Green-basierten qPCR detektierbar sein, ist dies auf die Isoform v1 zurückzuführen. Die Amplikongröße gewährleistet keine ausreichende Effizienz des Panels v1 bzgl. der Isoform v5 (siehe Punkt 4.2.2). Erstaunlicherweise zeigte das Panel v4 am Tag 0 (Abb. 27A) der Stimulation eine höhere Expression von Rhamm in T-Zellen an als das Panel Rhamm 15-16. Das Panel v4 verfügt möglicherweise über eine höhere Effizienz als das Panel Rhamm 15-16 oder es detektierte mRNA-Transkripte von Rhamm, die von dem Panel Rhamm 15-16 nicht erfasst werden. Vor kurzem erfolgte eine Aktualisierung der verfügbaren Information bzgl. Rhamm im murinen System durch das Nationale Zentrum für Biotechnologie-Informationen (http://www.ncbi.nlm.nih.gov, Gen-ID 15366). Im Zuge der Erstellung einer vollständigen cDNA-Sammlung des murinen Genoms wurde die Existenz neuer bisher unbekannter Isoformen von Rhamm beschrieben (159). Unter anderem mRNA-Transkripte, die nur aus den Exons 1 bis 14 aufgebaut sind und somit von dem Panel Rhamm 15-16 nicht erfasst werden können, jedoch von dem Panel v4, wodurch das erhöhte Expressionslevel zusätzlich erklärt wäre. Das Panel v1 führt in der SYBR Green-basierten qPCR zu einer Signalgebung und zeigte ebenso ein höheres mRNA-Expressionslevel von Rhamm, als mit dem Panel Rhamm 15-16 nachgewiesen wurde. Es konnte somit gezeigt werden, dass die Isoform v1 in ruhenden T-Zellen exprimiert wird. Das erhöhte Expressionslevel im Vergleich zu dem Panel Rhamm 15-16 kann durch eine bessere Effizienz des Panels v1 bedingt sein. Es kann jedoch auch vermutet werden, dass die Isoform v1 zusätzlich auch in einer verkürzten Form (Exon 5 bis 14) vorliegt. Interessanterweise wurde für die lange Isoform v5 ein geringeres Expressionslevel am Tag 0 der Stimulation nachgewiesen. Dieser Unterschied ist zum detektierten Level mit dem Panel Rhamm 15-16 nicht signifikant, jedoch zu dem, die mit den Panel v4 und v1 beobachtet wurden. Daraus lässt sich ebenso schlussfolgern, dass in ruhenden T-Zellen nicht nur die Isoform v5 exprimiert wird. In diesem Fall müssten die Panel v4 und v5 gleiche Expressionslevels von Rhamm anzeigen und für das Panel v1 sollte keine Signalgebung erfolgen. Zudem kann festgehalten werden, dass die Isoform v5 in ruhenden T-Zellen geringer exprimiert wird. Das Design der unterschiedlichen Panel lässt keine Aussage darüber zu, welche Isoformen von Rhamm im Speziellen noch exprimiert werden.

Neben der Analyse der Rhamm-Isoformen-Expression am Tag 0 der Stimulation sollte geklärt werden, inwieweit die verschiedenen Isoformen an dem transkriptionellen Anstieg von Rhamm während der T-Zellaktivierung beteiligt sind. Die stärkste Zunahme in der Rhamm-Expression konnte nach dreitägiger allogener Stimulation beobachtet werden (Abb. 25). Die Isoformen-spezifische Analyse zu diesem Zeitpunkt (Abb. 27B) zeigte für die lange Isoform v5 einen dramatischen Anstieg in der Expression um das 130fache, dieser wird zum Teil durch die geringe Expression zu Beginn der Stimulation (Tag 0) verursacht. Für die Isoformen, die mit den Panel Rhamm 15-16, v4 und v1 detektiert werden, konnte ein gleich hoher Anstieg nachgewiesen werden. Es ist nicht klar, welche Isoformen die Anstiege, die mit den Panel Rhamm 15-16 und v4 nachgewiesen wurden, verursachen. Die Zunahme in der Expression, die mit dem Panel v1 nachgewiesen wurden, kann jedoch der kurzen Isoform v4 zugewiesen werden (vergleiche dazu oben). Daraus kann geschlussfolgert werden, dass während der T-Zellaktivierung nicht nur eine Isoform von Rhamm verstärkt exprimiert wird. Neben dem der Isoform v5 wird auch die kurze Isoform v1 im höheren Maße transkribiert. Die Isoform v5 wird als die inaktive Form von Rhamm betrachtet und enthält eine Domäne, die inhibierend auf die Funktion der anderen Domänen wirkt (109). Daher kann vermutet werden, dass durch den massiven Anstieg der v5-mRNA-Expression eine Ausdämpfung der T-Zellaktivierung realisiert wird. Zudem könnte die massive Steigerung ein Hinweis dafür sein, dass in T-Zellen die Entstehung der kürzeren aktiven Proteinformen mit Ausnahme der Isoform v1 über die Proteolyse der langen Formen realisiert wird (siehe 1.5.2.1).

5.2.2 Inhibition

Zum Zeitpunkt der Etablierung eines Inhibierungsprotokolls von RHAMM in T-Zellen waren die Daten bzgl. der transkriptionellen Regulation der Isoformen noch nicht generiert worden. Des Weiteren war die Existenz von weiteren Isoformen noch nicht bekannt. Bezogen auf die drei damals beschriebenen Isoformen wurde ein Inhibierungsprotokoll mittels siRNA-Technologie für Rhamm auf mRNA-Ebene etabliert. Drei verschiedene siRNAs wurden verwendet und deren Einfluss auf die Transkription von Rhamm während der T-Zellaktivierung analysiert. Für die Isoformen von Rhamm, die mit dem Panel Rhamm 15-16 detektiert werden können, wurde der maximale Anstieg am Tag 3 der allogenen Stimulation nachgewiesen (Abb. 25). Dementsprechend wurde der Einfluss der verwendeten siRNAs auf die Rhamm-Transkription zu diesem Zeitpunkt analysiert (Abb. 29). Die siRNA-R1 zeigte keine Beeinflussung der Rhamm-Transkription, wohingegen R3 eine leichte Abnahme verursachte und R2 zu einer signifikanten Reduktion führte. Gründe für den fehlenden Effekt der siRNA-1 könnten sein, dass die Expression der Isoform v5 zu gering ist, der Einfluss der siRNA-1 erst in einer Isoformen-spezifischen Expressionanalyse deutlich wird oder die siRNA-1 wirkungslos ist.

5.2.3 T-Zellaktivierung

Nachdem gezeigt werden konnte, dass der Anstieg der Rhamm-mRNA-Expression mit Hilfe der siRNAs-R2 und R3 unterbunden werden konnte, sollte geprüft werden, ob und inwieweit Rhamm die Aktivierung von T-Zellen beeinflusst. Die Unterbindung der Rhamm-Transkription führte zu einer signifikanten Reduktion in der IFN-γ-Ausschüttung am Tag 3 (Abb. 30A). Im Falle der siRNA-R2 konnte zu diesem Zeitpunkt auch eine signifikante Abnahme in der IFN-γ-Transkription nachgewiesen werden (Abb. 30B). Damit wird deutlich, dass Rhamm *in vitro* einen positiven Einfluss auf die Aktivierung von T-Zellen hat. Entgegen den Beobachtungen auf mRNA-Ebene führte die Neutralisierung von Rhamm auf Proteinebene (Antikörper von Turley) während der T-Zellstimulation zu keiner Veränderung in der IFN-γ- und IL-2-Sekretion, Frequenz an $CD69^+$-T-Zellen und Proliferation. Zum einen kann dies dadurch bedingt sein, dass die eingesetzten Antikörper keine vollständige Neutralisierung von RHAMM verursachten, oder dass Rhamm in T-Zellen nur intrazellulär exprimiert wird. Gestützt wird diese Vermutung durch die Daten von Frau E. A. Turley, die zeigen, dass Rhamm hauptsächlich extrazellulär auf malignen Zellen exprimiert wird. Mit den oben genannten Antikörpern führte Frau E. A. Turley ebenfalls Untersuchungen an Zellen des Immunsystems (Milz und Lymphknoten) durch und konnte extrazelluläres Rhamm gar nicht oder nur in sehr geringem Maße nachweisen (160).

5.2.4 RHAMM *in vivo*

Als nächstes sollte untersucht werden, ob die Unterbindung der Rhamm-Expression auch die Funktionalität von T-Zellen *in vivo* beeinflusst. Es konnte überraschenderweise gezeigt werden, dass die Unterbindung der Rhamm-Transkription geringfügig die Abstoßung von allogenen Transplantaten beschleunigt (Abb. 31). Da Rhamm in den Bewegungs- und Migrationsprozessen

Diskussion

von Tumorzellen involviert ist, liegt die Vermutung nahe, dass die Unterbindung der Expression zu einer verminderten Beweglichkeit der T-Zellen führt und damit die Migration in das Transplantat und dessen Abstoßung verlangsamt wird. Dies konnte sich in den ersten *in vivo* Untersuchungen nicht bestätigen lassen. Möglicherweise wird die Einwanderung von T-Zellen in Hauttransplantate Rhamm-unabhängig z. B. über den Rezeptor CD44 realisiert, oder die Inhibierung der Transkription durch siRNAs ist nur transient.

Es konnte jedoch gezeigt werden, dass die Behandlung der T-Zellen mit der siRNA-R2 die Versuchstiere vor der Entwicklung einer Colitis schützt (Abb. 32) und die Infiltration von Zytokin-produzierenden T-Zellen in den Dünndarm (Abb. 33) verringert. Rhamm scheint somit zumindest eine Rolle bei der T-Zellmigration in den Dünndarm zu besitzen. Eine mögliche Erklärung für dieses unterschiedliche Verhalten liegt in der Zielsubstanz von RHAMM. Der Aktivität des Rezeptors für Hyaluronan-vermittelte Migration ist klar an die Anwesenheit von Hyaluronan gebunden. Unklar ist dabei, welche Rolle die Fragmentgröße von Hyaluronan spielt. Unter Punkt 1.5.1 wurde bereits auf das ambivalente Verhalten von Hyaluronan bzgl. seiner Größe eingegangen. Kleine Hyaluronan-Fragmente wirken eher inflammatorisch, große hingegen eher antiinflammatorisch. Möglicherweise bindet RHAMM spezifisch nur an große Hyaluronan-Moleküle und hebt dessen antiinflammatorische Wirkung auf. Im Falle einer Hauttransplantation wird die extrazelluläre Matrix geschädigt und es entstehen eher kleine Hyaluronan-Fragmente, wodurch der abhandene Effekt auf die Transplantatüberlebensdauer erklärt werden würde. Große Hyaluronan-Moleküle sind hauptsächlich in einer intakten extrazellulären Matrix wie der des Dünndarms anzutreffen. Eine Rhamm-vermittelte T-Zellmigration in Anwesenheit von HMW-Hyaluronan könnte somit über die siRNA-Behandlung unterbunden werden, womit die beobachtete geringere Infiltration der T-Zellen in den Dünndarm erklärt wäre. Beweisen lässt sich diese Aussage mit den hier vorliegenden Daten nicht, dazu sind weitere Analysen notwendig. Neben der genauen Aufklärung, welche Isoformen von Rhamm in T-Zellen transkribiert werden und wie deren transkriptionelle Expression reguliert ist, sollten zudem die zelluläre Lokalisation von Rhamm aufgeklärt werden und mögliche Abhängigkeiten zur Molekülgröße von Hyaluronan untersucht werden. Die hier gewonnen Daten werfen eine Vielzahl an Fragen auf, die im Rahmen dieser Arbeit nicht ausreichend beantwortet werden können, es wird jedoch klar, dass der Rezeptor für die Hyaluronan-vermittelte Migration involviert ist bei der Aktivierung von T-Zellen und deren Funktionalität beeinflusst.

6 Zusammenfassung

6.1 α-Mannosidase I

Die α-Mannosidase I ist ein Schlüsselenzym bei der Biosynthese von N-Glycanen und wurde in Transplantat-infiltrierenden Leukozyten als differentiell reguliertes Gen identifiziert (Toleranz). Die Aktivität kann mit dem Inhibitor Kifunensine spezifisch unterbunden werden und verursacht eine grundlegende Veränderung in der Struktur der N-Glycane von komplexen zu Mannose-reichen. Es konnte gezeigt werden, dass die Transkription der α-Mannosidase I während der T-Zellaktivierung transient reduziert wird. Die Inhibition der α-Mannosidase-I-Aktivität führt zu einer höheren Frequenz an $CD69^+$-T-Zellen, gesteigerten IL-2-Produktion und -Transkription. Ebenso wurde eine erhöhte IFN-γ-Transkription und Proliferation festgestellt. Hierdurch wird die These der einfacheren Bildung der immunologischen Synapse und vereinfachten T-Zellaktivierung gestützt. Erste Untersuchungen an T-Zellen mit erhöhter α-Mannosidase-I-Expression zeigten, dass die vermehrte N-Glycosylierung der Oberflächenproteine die Aktivierung von T-Zellen negativ beeinflusst und in einer geringeren Ausschüttung von IFN-γ mündet. Zudem konnte gezeigt werden, dass die genannten Effekte hauptsächlich über die Beeinflussung von naiven T-Zellen realisiert werden. Memory T-Zellen zeigten sich in ihrer Aktivierung unabhängig von der α-Mannosidase-I-Aktivität.

6.2 Rezeptor für Hyaluronan-vermittelte Migration (RHAMM)

Der Rezeptor für Hyaluronan-vermittelte Migration wurde in Transplantat-infiltrierenden Leukozyten als differentiell reguliertes Gen identifiziert (Abstoßung). Es konnte gezeigt werden, dass die Transkription von Rhamm während der T-Zellaktivierung erhöht wird. Erste *in vitro* und *in vivo* Untersuchungen zeigten, dass Rhamm sowohl die Aktivierung als auch die Migration von T-Zellen beeinflusst. Weiterhin konnte gezeigt werden, dass im murinen System mehr als drei Isoformen von Rhamm transkribiert werden, deren transkriptionelle Regulation und Rolle während der T-Zellaktivierung noch unklar ist. Mit Hilfe der siRNA-Technologie war es möglich, die Transkription von Rhamm weitestgehend zu unterbinden, wodurch die Möglichkeit besteht, die Rolle von Rhamm bei der T-Zellaktivierung detailliert zu untersuchen.

7 Literaturverzeichnis

1 Salama AD, Remuzzi G, Harmon WE, Sayegh MH. Challenges to achieving clinical transplantation tolerance. J Clin Invest 2001;108:943-7.

2 Hernandez-Fuentes MP, Warrens AN, Lechler RI. Immunologic monitoring. Immunol Rev 2003;196:247-64.

3 Nickel P, Lacha J, Ode-Hakin S, et al. Cytotoxic effector molecule gene expression in acute renal allograft rejection: correlation with clinical outcome; histopathology and function of the allograft. Transplantation 2001;72:1158-60.

4 Shulzhenko N, Morgun A, Zheng XX, et al. Intragraft activation of genes encoding cytotoxic T lymphocyte effector molecules precedes the histological evidence of rejection in human cardiac transplantation. Transplantation 2001;72:1705-8.

5 Strehlau J, Pavlakis M, Lipmann M, et al. The intragraft gene activation of makres reflecting T-cell-activation and cytotoxicity analyzed by quantitative RT-PCR in renal transplantation. Clin Nephrol 1996;46:30-3.

6 Sabek O, Dorak MT, Kotb M, Gaber AO, Gaber L. Quantitative detection of T-cell activation markers by real-time PCR in renal transplant rejection and correlation with histopathologic evaluation. Transplantation 2002;74:701-7.

7 Simon T, Opelz G, Wiesel M, Ott RC, Süsal C. Serial peripheral blood perforin and granzyme B gene expression measurements for prediction of acute rejection in kidney graft recipients. Am J Transplant 2003;3:1121-7.

8 Li B, Hartono C, Ding R, et al. Noninvasive diagnosis of renal-allograft rejection by measurement of messenger RNA for perforin and granzyme B in urine. N Engl J Med 2001;344:947-54.

9 Deng MC, Eisen HJ, Mehra MR, et al. for the CARGO Investigators: Noninvasive discrimination of rejection in cardiac allograft recipients using gene expression profiling. Am J Transplant 2006;6:150-60.

10 Flechner SM, Kurian SM, Head SR, et al. Kidney transplant rejection and tissue injury by gene profiling of biopsies and peripheral blood lymphocytes. Am J Transplant 2004;4:1475-89.

11 Lin H, Bolling SF, Linsley PS, et al. Long-term acceptance of major histocompatibility complex mismatched cardic allografts induced by CTLA4Ig plus donor-specific transfusion. J Exp Med 1993;178:1801-6.

12 Darby CR, Bushell A, Morris PJ, Wood KJ: Nondepleting anti-CD4 antibodies in transplantation. Evidence that modulation is far less effective then prolonged CD4 blockade. Transplantaion 199427;57:1419-26.

13 Sawitzki B, Lehmann M, Vogt K, et al. Bag-1 up-regulation in anti-CD4 mAb-treated allo-activated T cell confers resistance to apoptosis. Eur J Immunol 2002;32:800-9.

14 Lehmann M, Graser E, Risch K, et al. Anti-CD4 monoclonal antibody-induced allograft tolerance in rats despite persistence of donor-reactive T cells. Transplantation 1997;64:1181-7.

15 Sawitzki B, Bushell A, Steger U, et al. Identification of gene markers for the prediction of allograft rejection or permanent acceptance. Am J Transplant 2007;7:1091-102.

16 Keeren K, Friedrich M, Gebuhr I, et al. Expression of TOAG-1 a mitochondrial protein regulating T cell activation, can be used to predict response to immune modulating therapies. accepted in J Immunol 2009.

17 Krensky AM, Weiss A, Crabtree G, Davis MM, Parham P. T-lymphocyte-antigen interactions in transplant rejection. N Engl J Med 1990;322:510-7.

18 Sayegh MH, Watschinger B, Carpenter CB. Mechanisms of T cell recognition of alloantigen: the role of peptides. Transplantation 1994;57:1295-302.

19 Ciubotariu R, Liu Z, Colovai AI, et al. Persistent allopeptide reactivity and epitope spreading in chronic rejection of organ allografts. J Clin Invest 1998;101:398-405.

20 Vella JP, Spadafora-Ferreira M, Murphy B, et al. Indirect allorecognition of major histocompatibility complex allopeptides in human renal transplant recipients with chronic graft dysfunction. Transplantation 1997;64:795-800.

21 Janeway CA Jr, Bottomly K. Signals and signs for lymphocyte responses. Cell 1994;76:275-85.

22 Linsley PS, Ledbetter JA. The role of the CD28 receptor during T cell responses to antigen. Annu Rev Immunol 1993;11:191-212.

Literaturverzeichnis

23 June CH, Bluestone JA, Nadler LM, Thompson CB. The B7 and CD28 receptor families. Immunol Today 1994;15:321-31.

24 Gimmi CD, Freeman GJ, Gribben JG, Gray G, Nadler LM. Human T-cell clonal anergy is induced by antigen presentation in the absence of B7 costimulation. Proc Natl Acad Sci U S A 1993;90:6586-90.

25 Noel PJ, Boise LH, Green JM, Thompson CB. CD28 costimulation prevents cell death during primary T cell activation. J Immunol 1996;157:636-42.

26 Craston R, Koh M, Mc Dermott A, Ray N, Prentice HG, Lowdell MW. Temporal dynamics of CD69 expression on lymphoid cells. J Immunol Methods 1997;209:37-45.

27 Sancho D, Gómez M, Sánchez-Madrid F. CD69 is an immunoregulatory molecule induced following activation. Trends Immunol 2005;26:136-40.

28 Jones J, Krag SS, Betenbaugh MJ. Controlling N-linked glycan site occupancy. Biochim Biophys Acta 2005;1726:121-37.

29 Roth J. Protein N-Glycosylation along the secretory pathway: relationship to organelle topography and function, protein quality control, and cell interactions. Chem Rev 2002;102:285-303.

30 Brockhaus I, Schutzbach J, Kuhns W. Glycoproteins and their relationship to human disease. Acta Anat 1998;161:36-78.

31 Vallee F, Karaveg K, Herscovics A, Moremen KW, Howell PL. Structural basis for catalysis and inhibition of N-glycan processing class I α1,2-mannosidases. J Biol Chem 2000;275:41287-98.

32 Henrissat B, Bairoch A. Updating the sequence-based classification of glycosyl hydrolases. Biochem J 1996;316:695-6.

33 Moremen KW, Trimble RB, Herscovics A. Glycosidases of the asparagine-linked oligosaccharide processing pathway. Glycobiology 1994;4:113-25.

34 Daniel PF, Winchester B, Warren CD. Mammalian α-mannosidases – multiple forms but a common purpose? Glycobiology 1994;4:551-66.

35 Bause E, Bieberich E, Rolfs A, Völker C, Schmidt B. Molecular cloning and primary structure of Man9-mannosidase from human kidney. Eur J Biochem 1993;217:535-40.

36 Tremblay LO, Campbell Dyke N, Herscovics A. Molecular cloning, chromosomal mapping and tissue-specific expression of a novel human α1,2-mannosidase gene involved in N-glycan maturation. Glycobiology 1998;8:585-95.

37 Gonzalez DS, Karaveg K, Vandersall-Nairn AS, et al. Identification, expression, and characterization of a cDNA encoding human endoplasmic reticulum mannosidase I, the enzyme that catalyzes the first mannose trimming step in mammalian Asn-linked oligosaccharide biosynthesis. J Biol Chem 1999;274:21375-86.

38 Tremblay LO, Herscovics A. Characterization of a cDNA encoding a novel human Golgi α1,2-mannosidase (IC) involved in N-glycan biosynthesis. J Biol Chem 2000;275:31655-60.

39 Lal A, Schutzbach JS, Forsee WT, Neame PJ, Moremen KW. Isolation and expression of murine and rabbit cDNA encoding an α1,2-mannosidase involved in the processing of asparagine-linked oligosaccharides. J Biol Chem 1994;269:9872-81.

40 Herscovics A, Schneikert J, Athanassiadis A, Moremen KW. Isolation of a mouse Golgi mannosidase cDNA, a member of a gene family conserved from yeast to mammals. J Biol Chem 1994;269:9864-71.

41 Campbell Dyke N, Athanassiadis A, Herscovics A. Genomic Organization and Chromosomal Mapping of the murine α1,2-mannosidase IB involved in N-glycan maturation. Genomics 1997;41:155-9.

42 Mungall AJ, Palmer SA, Sims SK, et al. The DNA sequence and analysis of human chromosome 6. Nature 2003;425:805-11.

43 Tremblay LO, Nagy Kovács E, Daniels E, et al. Respiratory distress and neonatal lethality in mice lacking Golgi α1,2-mannosidase IB involved in N-glycan maturation. J Biol Chem 2007;282:2558-66.

44 Gregory SG, Barlow KF, McLay KE, et al. The DNA sequence and biological annotation of human chromosome 1. Nature 2006;441:315-21.

45 Humphray SJ, Oliver K, Hunt AR, et al. DNA sequence and analysis of human chromosome 9. Nature 2004;429:369-74.

46 Bieberich E, Bause E. Man9-mannosidase from human kidney is expressed in COS cells as a Golgi-resident type II transmembrane N-glycoportein. Eur J Biochem 1995;233:644-9.

47 Karaveg K, Siriwardena A, Tempel W, et al. Mechanism of class 1 (glycosylhydrolase family 47) {α}-mannosidases involved in N-glycan processing and endoplasmic reticulum quality control. J Biol Chem 2005;280:16197-207.

48 Tempel W, Karaveg K, Liu ZJ, Rose J, Wang BC, Moremen KW. Structure of mouse Golgi α-mannosidase IA reveals the molecular basis for substrate specificity among class 1 (family 47 glycosylhydrolase) α1,2-mannosidases. J Biol Chem 2004;279:29774-86.

49 Tremblay LO, Herscovics A. Cloning and expression of a specific human α1,2-mannosidase that trims Man9GlcNAc2 to Man8GlcNAc2 isomer B during N-glycan biosynthesis. Glycobiology 1999;9:1073-8.

50 Lal A, Pang P, Kalelkar S, Romero PA, Herscovics A, Moremen KW. Substrate specificities of recombinant murine Golgi α1,2-mannosidases IA and IB and comparison with endoplasmic reticulum and Golgi processing α1,2-mannosidases. Glycobiology 1998;8:981-95.

51 Hosokawa N, Tremblay LO, You Z, et al. Enhancement of endoplasmic reticulum (ER) degradation of misfolded Null Hong Kong α1-antitrypsin by human ER mannosidase I. J Biol Chem 2003;278:26287-94.

52 Hosokawa N, You Z, Tremblay LO, Nagata K, Herscovics A. Stimulation of ERAD of misfolded null Hong Kong α1-antitrypsin by Golgi α1,2-mannosidases. Biochem Biophys Res Commun 2007;362:626-32.

53 Wu Y, Swulius MT, Moremen KW, Sifers RN. Elucidation of the molecular logic by which misfolded α1-antitrypsin is preferentially selected for degradation. Proc Natl Acad Sci U S A 2003;100:8229-34.

54 Bieberich E, Treml K, Völker C, Rolfs A, Kalz-Füller B, Bause E. Man9-mannosidase from pig liver is a type-II membrane protein that resides in the endoplasmic reticulum. cDNA cloning and expression of the enzyme in COS 1 cells. Eur J Biochem 1997;246:681-9.

55 Breuza L, Halbeisen R, Jenö P, et al. Proteomics of endoplasmic reticulum-Golgi intermediate compartment (ERGIC) membranes from brefeldin A-treated HepG2 cells identifies ERGIC-32, a new cycling protein that interacts with human Erv46. J Biol Chem 2004;279:47242-53.

56 Igdoura SA, Herscovics A, Lal A, Moremen KW, Morales CR, Hermo L. α-mannosidases involved in N-glycan processing show cell specificity and distinct subcompartmentalization within the Golgi apparatus of cells in the testis and epididymis. Eur J Cell Biol 1999;78:441-52.

57 Iwami M, Nakayama O, Terano H, Kohsaka M, Aoki H, Imanaka H. A new immunomodulator, FR-900494: taxonomy, fermentation, isolation, and physico-chemical and biological characteristics. J Antibiot 1987;40:612-22.

58 Nakagaito Y, Shimazu A, Yokota A, Hasegawa T. Proposal of Streptomyces atroaurantiacus sp. nov. and Streptomyces kifunensis sp. nov. and transferring Kitasatosporia cystargina kusakabe and isono to the genius Streptomyces as Streptomyces cystargineus comb. nov. J Gen Appl Microbiol 1992;38:627-33.

59 Nakagaito Y, Shimazu A, Yokota A, et al. Streptomyces atroaurantiacus sp. nov., Streptomyces cystargineus comb. nov. and Streptomyces kifunensis sp. nov. Validation of the publication of new names and new combinations previously effectively published outside the IJSB. List No. 46. Int J Syst Bacteriol 1993;43:624-5.

60 Zhang Z, Wang Y, Ruan J. A Proposal to Revive the Genus Kitasatospora (Omura, Takahashi, Iwai, and Tanaka 1982). Int J Syst Bacteriol 1997;47:1048-54.

61 Groth I, Schütze B, Boettcher T, et al. Kitasatospora putterlickiae sp. nov., isolated from rhizosphere soil, transfer of Streptomyces kifunensis to the genus Kitasatospora as Kitasatospora kifunensis comb. nov., and emended description of Streptomyces aureofaciens Duggar 1948. Int J Syst Evol Microbiol 2003;53:2033-40.

62 Kayakiri H, Takase S, Shibata T, Okamoto M, Tereano H, Hashimoto M. Structure of Kifunensine, a new immunomodulator isolated from Actinomycete. J Org Chem 1989;54:4015-6.

63 Karakiri H, Takase S, Shibata T, Hashimoto M, Tada T, Koda S. Structure of Kifunensine, a new immunomodulator isolated from Actinomycete. Chem Pharm Bull (Tokyo) 1991;39:1378-81.

64 Kayakiri H, Kasahara C, Oku T, Hashimoto M. Synthesis of Kifunensine, an immunomodulating substance isolated from microbial source. Tetrahedron Lett 1990;31:225-6.

65 Kayakiri H, Kasahara C, Nakamura K, Oku T, Hashimoto M. Synthesis of Kifunensine, an immunomodulating substance isolated from microbial source. Chem Pharm Bull (Tokyo) 1991;39:1392-6.

66 Rouden J, Hudlicky T. Total synthesis of (+)-Kifunensine, a potent glycosidase inhibitor. J Chem Soc Perkin Trans I 1993:1095-7.

67 Hudlicky T, Rouden J, Luna H, Allen S. Microbial oxidation of aromatics in enantiocontrolled synthesis. 2. Rational design of aza sugars (endo-nitrogenous). Total synthesis of (+)-Kifunensine, Mannojirimycin, and other glycosidase inhibitors. J Am Chem Soc 1994;116:5099-107.

68 Hering KW, Karaveg K, Moremen KW, Pearson WH. A practical synthesis of Kifunensine analogues as inhibitors of endoplasmic reticulum α-mannosidase I. J Org Chem 2005;70:9892-904.

69 Elbein AD, Tropea JE, Mitchell M, Kaushal GP. Kifunensine, a potent inhibitor of the glycoprotein processing mannosidase I. J Biol Chem 1990;265:15599-605.

70 Weng S, Spiro RG. Demonstration that a Kifunensine-resistant α-mannosidase with a unique processing action on N-linked oligosaccharides occurs in rat liver endoplasmic reticulum and various cultured cells. J Biol Chem 1993;268:25656-63.

71 Weng S, Spiro RG. Endoplasmic reticulum Kifunensine-resistant α-mannosidase is enzymatically and immunologically related to the cytosolic α-mannosidase. Arch Biochem Biophys 1996;325:113-23.

72 Yachnin S, Svenson RH. The immunological and physicochemical properties of mitogenic proteins derived from Phaseolus vulgaris. Immunology 1972;22:871-83.

73 Leavitt RD, Felsted RL, Bachur NR. Biological and biochemical properties of Phaseolus vulgaris isolectins. J Biol Chem 1977;252:2961-6.

74 Egorin MJ, Bachur SZ, Felsted RL, Leavitt RD, Bachur NR. Phaseolus vulgaris isolectin binding to human erythrocytes. J Biol Chem 1979;254:894-8.

75 Cummings RD, Kornfeld S. Characterization of the structural determinants required for the high affinity interaction of asparagine-linked oligosaccharides with immobilized Phaseolus vulgaris leukoagglutinating and erythroagglutinating lectins. J Biol Chem 1982;257:11230-4.

76 Pereira ME, Kabat EA, Lotan R, Sharon N. Immunochemical studies on the specificity of the peanut (Arachis hypogaea) agglutinin. Carbohydr Res 1976;51:107-18.

77 Brockhausen I. Pathways of O-glycan biosynthesis in cancer cells. Biochim Biophys Acta 1999;1473:67-95.

78 Rosen SD. Ligand for L-Selectin: homing, inflamation, and beyond. Annu Rev Immunol 2004;22:129-56.

79 Wright A, Morrison SL. Effect of glycosylation on antibody function: implications for genetic engineering. Trends Biotech 1997;15:26-32.

80 Perillo NL, Pace KE, Seilhamer JJ, et al. Apoptosis of T cells mediated by galectin-1. Nature 1995;378:736-9.

81 Demetriou M, Granovsky M, Quaggin S, Dennis JW. Negative regulation of T-cell activation and autoimmunity by Mgat5 N-glycosylation. Nature 2001;409:733-9.

82 Morgan R, Gao G, Pawling J, Dennis JW, Demetriou M, Li B. N-acetylglucosaminyltransferase V (Mgat5)-mediated N-glycosylation negatively regulates Th1 cytokine production by T cells. J Immunol 2004;173:7200-8.

83 Ma BY, Mikolajczak SA, Yoshida T, Yoshida R, Kelvin DJ, Ochi A. CD28 T cell costimulatory receptor function is negatively regulated by N-linked carbohydrates. Biochem Biophys Res Commun 2004;317:60-7.

84 Fukushima K, Yamashita K. Interleukin-2 carbohydrate recognition modulates CTLL-2 cell proliferation. J Biol Chem 2001;276:7351-6.

85 Papalia GA, Rini JM. Re-examining the proposed lectin properties of IL-2. Mol Immunol 2008;45:1241-7.

86 Huppa JB, Davis MM. T-cell-antigen recognition and the immunological synapse. Nat Rev Immunol 2003;3:973-83.

87 Daniels MA, Hogquist KA, Jameson SC. Sweet 'n' sour: the impact of differential glycosylation on T cell responses. Nat Immunol 2002;3:903-10.

88 Rudd PM, Wormald MR, Stanfield RL, et al. A Roles for glycosylation of cell surface receptors involved in cellular immune recognition. J Mol Biol 1999;293:351-66.

89 Rudd PM, Elliott T, Cresswell P, Wilson IA, Dwek RA. Glycosylation and the immune system. Science 2001;291:2370-6.

90 Rudd PM, Wormald MR, Dwek RA. Sugar-mediated ligand-receptor interactions in the immune system. Trends Biotechnol 2004;22:524-30.

91 Hardwick C, Hoare K, Owens R, et al. Molecular cloning of a novel hyaluronan receptor that mediates tumor cell motility. J Cell Biol 1992;177:1343-50 [Erratum in J Cell Biol 1992;118:753.]

92 Entwistle J, Hall CL, Turley EA. HA receptors: regulators of signalling to the cytoskeleton. J Cell Biochem 1996;61:569-77.

93 Meyer K, Palmer JW. The polysaccharide of the vitreous humor. J Biol Chem 1934;107:629-34.

94 Furlan S, La Penna G, Perico A, Cesàro A. Hyaluronan chain conformation and dynamics. Carbohydr Res 2005;340:959-70.

95 Toole BP. Hyaluronan is not just a goo! J Clin Invest 2000;106:335-6.

96 Chen WY, Abatangelo G. Functions of hyaluronan in wound repair. Wound Repair Regen 1999;7:79-89.

97 Mummert ME, Mummert D, Edelbaum D, Hui F, Matsue H, Takashima A. Synthesis and surface expression of hyaluronan by dendritic cells and its potential role in antigen presentation. J Immunol 2002;169:4322-31.

98 Bollyky PL, Lord JD, Masewicz SA, et al. Cutting edge: high molecular weight Hyaluronan promotes the suppressive effects of CD4+CD25+ regulatory T cells. J Immunol 2007;179:744-7.

99 Stern R, Asari AA, Sugahara KN. Hyaluronan fragments: an information-rich system. Eur J Cell Biol 2006;85:699-715.

100 Stern R. Hyaluronan catabolism: a new metabolic pathway. Eur J Cell Biol 2004;83:317-25.

101 Termeer CC, Hennies J, Voith U, et al. Oligosaccharides of Hyaluronan are potent activators of dendritic cells. J Immunol 2000;165:1863-70.

102 Mahaffey CL, Mummert ME. Hyaluronan synthesis is required for IL-2-mediated T cell proliferation. J Immunol 2007;179:8191-9.

103 Spicer AP, Roller ML, Camper SA, et al. The human and mouse receptors for hyaluronan-mediated motility, RHAMM, genes (HMMR) map to human chromosome 5q33.2–qter and mouse chromosome 11. Genomics 1995;30:115–7.

104 Entwistle J, Zhang S, Yang B, et al. Characterization of the murine gene encoding the hyaluronan receptor RHAMM. Gene 1995;163:233-8.

105 Crainie M, Belch AR, Mant MJ, Pilarski LM. Overexpression of the receptor for hyaluronan-mediated motility (RHAMM) characterizes the malignant clone in multiple myeloma: identification of three distinct RHAMM variants. Blood 1999;93:1684-96.

106 Wang C, Entwistle J, Hou G, Li Q, Turley EA. The characterization of a human RHAMM cDNA: conservation of the hyaluronan-binding domains. Gene 1996;174:299-306.

107 Assmann V, Marshall JF, Fieber C, Hofmann M, Hart IR. The human hyaluronan receptor RHAMM is expressed as an intracellular protein in breast cancer cells. J Cell Sci 1998;111:1685-94.

108 Cheung WF, Cruz TF, Turley EA. Receptor for hyaluronan-mediated motility (RHAMM), a hyaladherin that regulates cell responses to growth factors. Biochem Soc Trans 1999;27:135-42.

109 Turley EA, Harrison R. RHAMM, a member of the hyaladherins. Glycoforum 1999 at http://www.glycoforum.gr.jp/science/hyaluronan/HA11/HA11E.html.

110 Zhang S, Chang MCY, Zylka D, Turley S, Harrison R, Turley EA. The hyaluronan receptor RHAMM regulates extracellular-regulated kinase. J Biol Chem 1998;273:11342-8.

111 Yang B, Hall CL, Yang BL, et al. Identification of a novel heparin binding domain in RHAMM and evidence that it modifies HA mediated locomotion of ras-trans formed cells. J Cell Biochem 1994;56:455-68.

112 Turley EA. Proteoglycans and cell adhesion. Their putative role during tumorigenesis. Cancer Metastasis Rev 1984;3:325-39.

113 Turley EA, Pilarski L, Nagy JI. Problems with RHAMM: a new link between surface adhesion and oncogenesis? Response. Cell 1998;95592-3.

114 Hofmann M, Fieber C, Assmann V, et al. Identification of IHABP, a 95 kDa intracellular hyaluronate binding protein. J Cell Sci 1998:111:1673-84.

115 Fieber C, Plug R, Sleeman J, Dall P, Ponta H, Hofmann M. Characterisation of the murine gene encoding the intracellular hyaluronan receptor IHABP (RHAMM). Gene 1999;226:41–50.

116 Assmann V, Jenkinson D, Marshall JF, Hart IR. The intracellular hyaluronan receptor RHAMM/IHABP interacts with microtubules and actin filamtens. J Cell Sci 1999;112:3943-54.

117 Hofmann M, Assmann V, Fieber C, et al. Problems with RHAMM: a new link between surface adhesion and oncogenesis? Cell 1998;95:591-2.

118 Maxwell CA, McCarthy J, Turley EA. Cell-surface and mitotic-spindle RHAMM: moonlighting or dual oncogenic functions? J Cell Sci 2008;121:925-32.

119 Sherman L, Sleeman J, Herrlich P, Ponta. Hyaluronate receptors: key players in growth, differentiation, migration and tumor progression. Curr Opin Cell Biol 1994;6:726-33.

120 Li H, Guo L, Li J, Liu N, Liu J. Alternative splicing of RHAMM gene in chinese gastric cancers and ist in vitro regulation. Zhonghua Yi Xue Yi Chuan Xue Za Zhi 2000;17:343-7.

121 Yamada Y, Itano N, Narimatsu H, et al. Receptor of hyaluronan-mediated motility and CD44 expression in colon cancer assessed by quantitative analysis using real-time reverse transcriptase-polymerase chain reaction. Jpn J Cancer Res 1999;90:987-92.

122 Li H, Li J, Guo L. Characteristics of expression of CD44v and receptor for HA-mediated motility (RHAMM) in multi-step gastrocarcinogenesis. Zhonghua Zhong Liu Za Zhi 1999;21:329-31.

123 Turley EA, Austen L, Moore D, Hoare K. Ras-transformed cells express both CD44 and RHAMM hyaluronan receptors: only RHAMM is essential for hyaluronan-promoted locomotion. Exp Cell Res 1993;207:277-82.

124 Line A, Slucka Z, Stengrevics A, Silina K, Li G, Rees RC. Characterisation of tumor-associated antigens in colon cancer. Cancer Immunol Immunother 2002;51:574-82.

125 Maxwell CA, Rasmussen E, Zhan F, et al. RHAMM expression and isoform balance predict aggressive disease and poor survival in multiple myeloma. Blood 2004;104:1151-8.

126 Routledge MW, Rush D, McKenna R, et al. The receptor for hyaluronan-mediated motility is expressed in human renal allografts and is correlated with Banff chronic rejection scores. Transplant Proc 1997;29:2603-4.

127 Regéczy N, Kormos L, Szigetvári CM, et al. Reactivity of new adhesion molecules on lymphocytes from patients with chronic graft versus host disease. Acta Microbiol Immunol Hung 2003;50:55-65.

128 Gares SL, Pilarski LM. Balancing thymocyte adhesion and motility: a functional linkage between β1 integrins and the motility receptor RHAMM. Dev Immunol 2000;7:209-25.

129 Pilarski LM, Miszta H, Turley EA. Regulated expression of a receptor for hyaluronan-mediated motility on human thymocytes and T cells. J Immun 1993;150:4292-302.

130 Krieger NR, Yin DP, Garrison Fathman C. CD4+ but not CD8+ cells are essential for allorejection. J Exp Med 1996;184:2013-8.

131 Turley EA, Austin L, Vandligt K, Clary C. Hyaluronan and a cell associated hyaluronan binding protein regulate the locomotion of ras-transformed cells. J Cell Bio. 1991;112:1041-7.

132 Trobonjaca Z, Leithäuser F, Möller P, et al. MHC-II-independent CD4+ T cells induce colitis in immunodeficient RAG-/- hosts. J Immunol. 2001;166:3804-12.

133 Apweiler R, Hermjakob H, Sharon N. On the frequency of glycoprotein glycosylation, ad deduced from analysis of the SWISS-PORT database. Biochim Biophys Acta 1999;1473:4-8.

134 Schachter H. Biosynthetic controls that determine the branching amd microheterogeneity of protein-bound oligosaccharides. Biochem Cell Biol 1986;64:163-81.

135 Dam TK, Bachhawat K, Rani PG, Surolia A. Galic (Allium sativum) lectins bind to high mannose oligosaccharide chains. J Biol Chem 1998;273:5528-35.

136 Marth JD, Grewal PK. Mammalian glycosylation in immunity. Nat Rev Immunol 2008;8:874-87.

137 Jang-Lee J, North SJ, Sutton-Smith M, et al. Glycomic profiling of cells and tissues by mass spectrometry: fingerprinting and sequencing methodologies. Methods Enzymol 2006;415:59-86.

138 Comelli EM, Sutton-Smith M, Yan Q, et al. Activation of murine CD4+ and CD8+ T lymphocytes leads to dramatic remodelling of N-linked glycans. J Immunol 2006;177:2431-40.

139 Fuhrmann U, Bause E, Legler G, PloeghH. Novel mannosidase inhibitor blocking conversion of high mannose to complex oligosaccharides. Nature 1984;307:755-8.

140 Chang VT, Crispin M, Aricescu AR, et al. Glycoprotein structural genomics: solving the glycosylation problem. Structure 2007;15:276-73.

141 Tokunaga F, Hara K, Koide T. N-linked oligosaccharide processing, but not association with calnexin/calreticulin is highly correlated with endoplasmic reticulum-associated degradation of antithrombin Glu313-deleted mutant. Arch Biochem Biophys 2003;411:235-42.

142 Vembar SS, Brodsky JL. One step at a time: endoplasmic reticulum-associated degradation. Nat Rev Mol Cell Biol 2008;9:944-57.

143 Toscano MA, Bianco GA, Ilarregui JM, et al. Diffenrential glycosylation of TH1, TH2 and TH-17 effector cells selectively regulates susceptibility to cell death. Nat Immunol 2007;8:825-34.

144 Vance BA, Wu W, Ribaudo RK, Segal DM, Kearse KP. Multiple dimeric forms of human CD69 result from differential addition of N-Glycans to typical (Asn-X-Ser/Thr) and atypical (Asb-X-Cys) glycosylation motifs. J Biol Chem 1997;272:23117-22.

145 Vance BA, Bennett MJ, Ward Y, Gress RG, Kearse KP. Distinct but dispansable N-glycosylation of human CD69 proteins. Arch Biochem Biophys 1999;368:214-20.

146 Sancho D, Gómez M Sánchez-Madrid F. CD69 is an immunoregulatory molecule induced following activation. Trends Immunol 2005;26:136-40.

147 Wikby A, Mansson IA, Johansson B, Strindhall J, Nilsson SE. The immune risk profile is associated with age and gender: findings from three Swedish population studies of individuals 20-100 years of age. Biogerontology. 2008;9:299-308.

148 Fukushima K, Yamashita K. Interleukin-2 carbohydrate recognition modulates CTLL-2 cell proliferation. J Biol Chem 2001;276:7351-6.

149 Nelson BH, Willerford DM. Biology of the interleukin-2 receptor. Adv Immunol 1998;70:1-81.

150 Takeshita T, Asao H, Ohtani K, et al. Cloning of the gamma chain of the human IL-2 receptor. Science 1992;257:379-82.

151 Robb Rj, Kutny RM, Panico M, Morris HR, Chowdhry V. Amino acis sequence and post-translational modification of human interleukin 2. Prot Natl Acad Sci U S A 1984;81:6486-90.

152 Conradt HS, Nimtz M, Dittmar KE, Lindenmaier W, Hoppe J, Hauser H. Expression of human interleukin-2 in recombinant baby hamster kidney, Ltk-, and Chinese hamster ovary cells. Structure of O-linked chains and their location withnin the polypeptide. J Biol Chem 1989;264:17368-73.

153 Wang X, Rickert M, Garcia KC. Structure of the quaternary complex of interleukin-2 with its alpha, beta, and gammac receptors. Science 2005;310:1159-63.

154 Stauber DJ, Debler EW, Horton PA, Smith KA, Wilson IA. Crystal structure of the IL-2 signaling complex: paradigm for a heterotrimeric cytokine receptor. Pro Natl Acad Sci U S A 2006;103:2788-93.

155 Miedel MC, Hulmes JD, Weber DV, Bailon P, Pan YC. Structural analysis of recombinant soluble human interleukin-2 receptor. Primary structure, assignment of disulfide bonds and core IL-2 binding structure. Biochem Biophys Res Commun 1998;154:372-9.

156 Kosuge T, Tamura T, Nariuchi H, Toyoshima S. Effect of inhibitors of glycoprotein processing on cytokine secretion and production in anti cd3-stimulated T cells. Biol Pharm Bull 2000;23:1-5.

157 Castaneda JA, Lim MJ, Cooper JD, Pearce DA. Immune system irregularities in lysosomal storage disorders. Acta Neuropathol 2008;115:159-74.

158 Hooker AD, Green NH, Baines AJ, et al. Constaints on the transport and glycosylation of recombinant IFN-gamma in Chinese hamster ovary and insect cells. Biotechnol Bioeng 1999;63:559-72.

159 Kawai J, Shinagawa A, Shibata K et al. Functional annotation of a full-length mouse cDNA collection. Nature 2001;409:685-90.

160 Turley EA, Belch AJ, Poppema S, Pilarski LM. Expression and function of a receptor for hyaluronan-mediated motility on normal and malignant B lymphocytes. Blood 1993;81:446-53.

Danksagung

Die vorliegende Arbeit entstand am Institut für Medizinische Immunologie der Medizinischen Fakultät Charité – Universitätsmedizin Berlin unter der Leitung von Herrn Prof. Dr. Hans-Dieter Volk, dem ich an dieser Stelle danken möchte.

Mein weiterer Dank gilt den Mitarbeitern des Instituts für Medizinische Immunologie, insbesondere denen im Ida-Simon-Haus.

Herzlichst möchte ich mich bei allen Kollegen der Arbeitsgruppe Transplantationstoleranz bedanken für die angenehme Arbeitsatmosphäre.

Katrin Vogt danke ich für ihre permanente Hilfsbereitschaft bei allen labortechnischen Dingen.

Kathrin Keeren möchte ich besonders für ihre moralische Unterstützung danken.

Mein herzlicher Dank gilt außerdem meiner Familie, insbesondere Julián Gallego Llerena, und meinen Freunden.

Mein ganz besonderer und größter Dank gilt Frau Dr. Birgit Sawitzki – Leiterin der Arbeitsgruppe Transplantationstoleranz am Institut für Medizinische Immunologie. Frau Sawitzki ermöglichte mir nicht nur die Bearbeitung des interessanten Themas, sondern war maßgeblich durch ihre ausgezeichnete Betreuung und Unterstützung an der erfolgreichen Durchführung meiner Doktorarbeit beteiligt.

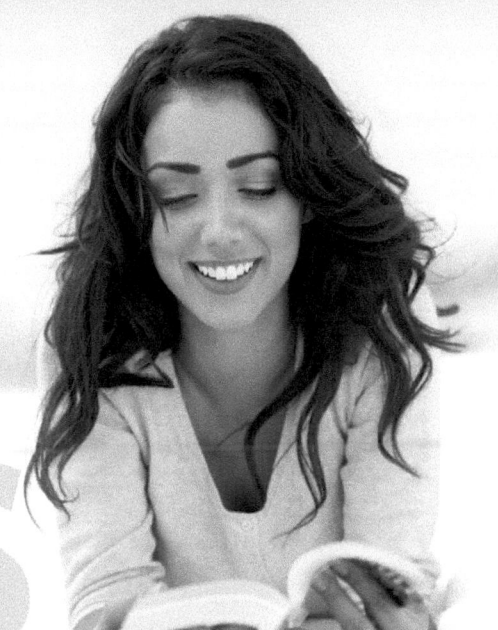

i want morebooks!

Buy your books fast and straightforward online - at one of world's fastest growing online book stores! Environmentally sound due to Print-on-Demand technologies.

Buy your books online at
www.get-morebooks.com

Kaufen Sie Ihre Bücher schnell und unkompliziert online – auf einer der am schnellsten wachsenden Buchhandelsplattformen weltweit! Dank Print-On-Demand umwelt- und ressourcenschonend produziert.

Bücher schneller online kaufen
www.morebooks.de

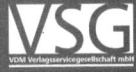

VDM Verlagsservicegesellschaft mbH
Heinrich-Böcking-Str. 6-8   Telefon: +49 681 3720 174   info@vdm-vsg.de
D - 66121 Saarbrücken   Telefax: +49 681 3720 1749   www.vdm-vsg.de

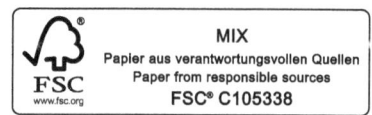

Printed by Books on Demand GmbH, Norderstedt / Germany